PSYCHE?

HAT DOCH JEDER!

Lena Kuhlmann, geboren 1985, ist approbierte Kinder- und Jugendlichenpsychotherapeutin mit tiefenpsychologischem Schwerpunkt. Sie arbeitet in einer psychiatrischen Ambulanz. Um gegen die Stigmatisierung psychisch Kranker anzukämpfen, veröffentlicht sie seit 2016 Artikel rund um Psyche und Psychotherapie und erreicht als Bloggerin und engagierte Expertin tagtäglich mehr als 15.000 Menschen über ihre Social-Media-Kanäle. Bei Eden Books veröffentlichte sie mit »Psyche? Hat doch jeder!« ihr erstes Buch, welches wochenlang auf der SPIEGEL-Bestsellerliste stand.

LENA KUHLMANN

PSYCHE?

HAT DOCH JEDER!

Vom
Hin und Her
zwischen Herz
und Hirn

Eden
BOOKS

INHALT

»Aber ich geh nicht gern zu verrückten Leuten«,
meinte Alice.

»Ach, das bleibt nicht aus«, sagte die Katze. »Hier sind alle verrückt. Ich bin verrückt. Du bist verrückt.«

»Woher weißt du, dass ich verrückt bin?«,
wollte Alice wissen.

»Wenn nicht, wärst du gar nicht hier«,
erwiderte die Katze.

Lewis Carroll: *Alice im Wunderland*

GARANTIEN NUR FÜR ELEKTROGERÄTE

Ich falle lieber gleich mit der Tür ins Haus, dann könnt ihr später nicht sagen, niemand hätte euch gewarnt. Psychische Gesundheit ist nämlich keine Selbstverständlichkeit, selbst wenn viele Menschen davon ausgehen – wie sie auch davon ausgehen, dass für sie im Sommerurlaub natürlich jeden Tag die Sonne scheint. Depressionen, Angsterkrankungen oder Essstörungen gehen nur die anderen etwas an? Wenn ihr euch da mal nicht täuscht, sage ich. Ein Reklamationsrecht gibt es vielleicht für Elektrogeräte, aber für alles andere gibt es eben keine Garantie.

Eine Erkrankung der Seele kann jeden treffen. Von Klitzeklein bis Steinalt. Alle, die viel über die Psyche wissen, und die, die von ihr noch nie etwas gehört haben. Man schätzt, dass jeder dritte Deutsche im Laufe seines Lebens mindestens einmal an einer psychischen Störung erkranken wird: eins, zwei, drei.[1]

Aber kein Grund zur Panik. Andersherum betrachtet wird sich auch jeder Mensch irgendwann einmal eine körperliche Krankheit einfangen. Eine Blasenentzündung, Halsweh, Fieber oder Fußpilz. Vermutlich verschreibt der Hausarzt dann ein Medikament oder hat Tipps zur Genesung parat.

Bei der Psyche ist das im Grunde gar nicht so viel anders, denn auch psychische Erkrankungen kann man behandeln. Während das Umfeld bei einem Schnupfen allerdings freundlich »Gesundheit« ruft, müssen Depressive aufpassen, nicht als komplett durchgeknallt und unzurechnungsfähig abgestempelt zu werden.

»Tom hat doch nicht mehr alle Tassen im Schrank! Aber ihr wisst ja, der tickt schon lange nicht mehr richtig. Ich habe mir schon letztes Jahr gedacht, dass der eine Macke hat, und einen Sprung hat er auch in der Schüssel. Er war ja immer schon ein bisschen gaga, meschugge und plemplem. Dem ist wohl nach der Scheidung von seiner Frau die Sicherung durchgebrannt.« Das ist nur eine kleine Ansammlung von Wörtern, die umgangssprachlich bezeichnen sollen, dass ein Mensch psychisch erkrankt ist. Nicht allzu charmant und wahrscheinlich einer der nachvollziehbaren Gründe, warum Betroffene ihre Erkrankung nicht gern öffentlich machen. Und wenn sie es tun, dann ziehen sie die Bleikugel der Stigmatisierung oft jahrelang hinter sich her.

Muss es denn immer erst zu einer Katastrophe kommen, bevor wir anfangen, über unsere Psyche zu sprechen? Ein Amoklauf in der Schule, der Freitod des Frontsängers einer beliebten Band, ein Todesschütze, der in Las Vegas ein Blutbad anrichtet? Ich hoffe nicht. Die Psyche braucht mehr Beachtung, auch ohne Breaking News. Das ist längst überfällig, denn es ist noch ziemlich viel Aufklärungsarbeit zu leisten.

Das merke ich in meiner Freizeit ganz deutlich, wenn ich von Freunden und Verwandten zu meiner Arbeit befragt werde. Psychotherapeuten, sind das nicht die mit dem Sofa? Die mit den hundert verschiedenen Versionen von »Aha« und »Mhm«? Stimmt es, dass sich viele im Grunde nur selbst therapieren wollen? Und welche Leute gehen da eigentlich hin?

Eine besonders erheiternde Anekdote hat mit einer Bekannten meiner Familie zu tun. Sie fragte mich auf einer Geburtstagsfeier, ob ich in der Folgewoche noch freie Termine zu vergeben hätte. Die Schmerzen in ihrem Rücken wären wieder einmal unerträglich und ausgerechnet jetzt sei ihre Therapeutin im Urlaub. »*Psycho,* nicht *Physio!*«, entgegnete ich leicht genervt und überdeutlich. Da hatte sie wohl etwas falsch verstanden, aber zumindest für einen Lacher bei den anwesenden Gästen gesorgt.

Psychotherapeutin bin ich irgendwie rund um die Uhr, zumindest in den Augen der anderen. Die Psyche macht schließlich auch nie Feierabend. Letztens zum Beispiel wurde ich nach zwei Gläsern Wein und während ich auf einer Einweihungsfeier singend das Tanzbein schwang, von einer fast fremden Person nach Tipps im Umgang mit Liebeskummer gefragt. Zuvor waren wir einander kurz vorgestellt worden und hatten dabei, wie beim Small-Talk-Quartett üblich, die wichtigsten Eckdaten abgefragt: Alter, Beruf, Wohnort und woher kennst du die Gastgeber? In diesem Gespräch hatte ich nur beiläufig von meinem Job berichtet. Wenig später suchte die Fremde erneut das Gespräch, um mir ohne Hemmungen von Jonas, ihrem Verflossenen, ihrer Kindheit mit zwei älteren, durchsetzungsstarken Brüdern, der fürchterlichen Auslandserfahrung und dem Druck, dem sie auf der Arbeit ausgesetzt sei, zu erzählen. Schlussendlich wollte sie von mir ein paar Tipps zur Behandlung ihrer traurigen Phasen und gleichzeitig wissen, ob sie mit ihrer selbst gestellten Diagnose einer depressiven Episode (die Informationen dazu hatte sie aus dem Internet) wirklich richtig lag. Ich dagegen wollte, dass der DJ noch einmal mein Lieblingslied spielte. Und bitte noch einen Drink.

Von solchen Vorfällen abgesehen, ist der Psychotherapeutenjob super. Er ist spannend wie ein Krimi, privater als *Big Brother*, ein bisschen wie Detektivarbeit und oft genug rührend, lustig, inspirierend oder aufregend. Kein Tag ist wie der andere und langweilig wird es bestimmt nicht. Einen (persönlichen) Einblick in die Arbeit einer Psychotherapeutin bekommt ihr auf den folgenden Seiten.

Und dann will dieses Buch aufräumen. Nämlich mit ollen, filmreifen Vorurteilen rund um Psychiatrie, Psychopharmaka und einige Störungsbilder. Es will auf die Missstände in der Versorgung psychisch Kranker hinweisen, weil es nicht hinzunehmen ist, dass Hilfesuchende monatelang auf einen Therapieplatz warten müssen. Ich hoffe, ihr erfahrt mehr über eure Psyche, wie sie funktioniert, wann es zu einem Ungleichgewicht kommen kann, was dann zu tun ist und wie man verhindert, dass es überhaupt so weit kommt. Ein bisschen Klatsch und Tratsch, praktische Tipps und eine Prise Insiderwissen dürfen natürlich auch nicht fehlen.

Vieles von dem, was jetzt folgt, stammt aus der Welt meines Therapeutinnendaseins, anderes hat sich in meinem privaten Leben so oder so ähnlich abgespielt und einiges habe ich von Kollegen oder Bekannten gehört. Das alles ist miteinander vermischt worden wie beim Kartenspielen, damit meine Freunde und Patienten auch nach diesem Buch weiterhin mit mir zu tun haben wollen. Und natürlich auch aus berufsethischen Gründen, denn Psychotherapeuten haben Schweigepflicht.

TEIL I

PSYCHE HAT JEDER, AUCH WENN MAN SIE NICHT SEHEN KANN

Ich glaube, es war Weihnachten 2014, als ich innerhalb kürzester Zeit von unterschiedlichen Personen eine Grußkarte, eine Teetasse und einen Kalender mit jeweils demselben Spruch darauf erhalten habe: »Es sind die Begegnungen mit Menschen, die das Leben lebenswert machen« (das weit verbreitete Zitat stammt von Guy de Maupassant, wie ich später herausgefunden habe). Dreimal dieselbe Lebensweisheit, dreimal derselbe Wink mit dem Zaunpfahl? Bis heute bin ich mir unsicher, was ich über diesen vermeintlichen Zufall denken soll. Ein anderer Spruch, den ich erst herzergreifend fand und der mittlerweile ziemlich abgedroschen für mich klingt, ist der des *Kleinen Prinzen* (des Autors Antoine de Saint-Exupéry). In keinem Hochzeitsgästebuch darf er fehlen, ich schätze, dass ihn 99,9 Prozent der erwachsenen Deutschen schon einmal irgendwo gehört haben. In diesem Fall spielt er mir aber ganz gut in die Karten: »Das Wesentliche kann das Auge nicht erkennen«, sagt der oft zitierte Autor. Es hat demnach auch ganz und gar nichts zu heißen, dass man die Psyche, im Gegensatz zu Herz und Nieren, nicht sehen kann. Unsichtbar hin oder her, eine Psyche hat jeder Mensch – ob er will oder nicht. Nur wo?

Vieles deutet darauf hin, dass sich die Psyche irgendwo in unserem Gehirn befindet. Das zumindest behaupten Neurowissenschaftler. Im Hirn ist die Schaltzentrale für unsere Emotionen und Impulse und hier setzen auch Psychopharmaka an. »Psyche« ist übrigens griechisch und heißt übersetzt »Seele«. Und damit sind wir eigentlich auch schon bei der Hauptperson dieser Geschichte angelangt.

In meiner Therapeutenausbildung habe ich mich fast ausschließlich mit den Störungen der Psyche beschäftigt.

Der Fokus lag also eher auf Krankheiten, Defiziten und dem Ausnahmezustand. Als ich dann mit den Recherchen für dieses Buch anfing, ist mir aufgefallen, dass sich viele Forschungsarbeiten und Fachbücher ebenso darauf konzentrierten. Die Psyche an sich, also im Normalzustand, findet dagegen eher wenig Beachtung. Das fand ich erst einmal erschreckend, obwohl es gleichzeitig ziemlich einleuchtend ist. Erst wenn der Schuh irgendwo drückt, schaut man dort genauer hin. Neuere Forschungsarbeiten richten den Blick nun auf andere Aspekte, zum Beispiel auf die seelische Widerstandskraft (Resilienz).

INFO

Die Resilienzforschung

Die Resilienzforschung erfreute sich Mitte der Achtzigerjahre zunehmend an Beliebtheit und wer die Bestsellerlisten dieses Landes verfolgt, der weiß, dass das Thema Resilienz in den letzten Jahren zu einem ziemlichen Trend geworden ist. Kein Wunder, denn Grundlage der Resilienzforschung ist die Untersuchung derjenigen Faktoren, die unsere Seele vor Erkrankung schützen und uns helfen können, auch in widrigen Umständen standhaft zu bleiben. Dieser Schutzschild ist veränderbar. Mit gezielten Übungen kann man die eigene Resilienz weiter ausbauen.[2]

Eine bekannte Studie in diesem Zusammenhang ist die Kauai-Studie von Emmy Werner. Die Entwicklungspsychologin begleitete über sechshundert Kinder, die unter ähnlichen Bedingungen groß geworden sind, von ihrer Geburt bis zur Volljährigkeit und darüber hinaus. Einige von ihnen wurden zu erfolgreichen, optimistischen Männern und Frauen, andere wiederum nicht. Faktoren, die Werner als schützend und somit auch für die psychische Entwicklung als förderlich erachtete, waren unter anderem eine sichere Bindung, gute Kontakte zu Gleichaltrigen, ein mindestens durchschnittlicher IQ oder gesicherte Lebensumstände.[3]

WAS WIR ÜBER DIE PSYCHE WISSEN UND WAS NICHT

Wir wissen also noch nicht allzu viel über die Psyche. Was wir heute haben, sind verschiedene Theorien aus Medizin und Psychologie, die sich vor allem um die Entwicklung psychischer Krankheiten drehen. Viele davon werden noch immer wild diskutiert. Der kleinste gemeinsame Nenner ist vielleicht die Annahme, dass eine psychische Störung meist multifaktorielle oder einfacher gesagt: mehrere Ursachen hat. Das biopsychosoziale Modell beispielsweise sieht in der Entstehung von psychischen Störungen ein Zusammenspiel zwischen biologischen, sozialen und psychischen Faktoren.[4] Aber die eine Wahrheit gibt es nicht und das wiederum macht die Sache auch so spannend. Es ist eine Wissenschaft, die stets in Bewegung ist, in der morgen schon alles ganz anders sein kann. Wo man selbst steht, ist, wenn ihr mich fragt, auch eine Glaubens- und Ausbildungsfrage. Vollkommen logisch, dass Neurologen den Grund für psychische Störungen eher im medizinischen Bereich suchen, im Gegensatz zu beispielsweise den Tiefenpsychologen, die die Ursache in (unbewussten) Konflikten vermuten. Aber selbst unter den Psychotherapeuten gibt es, wie wir später noch erfahren werden, unterschiedliche

Erklärungsansätze. Wenn sich also nicht einmal die Fachleute einig sind, verwundert die allgemeine Unsicherheit zu diesem weit gefassten Thema erst recht nicht.

Im Folgenden wollen wir uns einige der Hypothesen über den Aufbau der Psyche einmal genauer anschauen, wobei der Fokus auf den therapeutischen Erklärungsmodellen liegen wird. In Deutschland gibt es aktuell drei psychotherapeutische Verfahren, deren Wirksamkeiten vom wissenschaftlichen Beirat Psychotherapie nachgewiesen wurden und die vom gemeinsamen Bundesausschuss als sogenannte Richtlinienverfahren anerkannt sind. Dazu zählen die psychodynamischen Ansätze (Psychoanalyse und Tiefenpsychologie) und die Verhaltenstherapie (künftig wird es für Erwachsene noch ein weiteres Verfahren, die Systemische Therapie, geben). In der Praxis gibt es heutzutage aber immer wieder Überschneidungen und eine strikte Trennung der einzelnen Therapierichtungen oder gar eine Konkurrenzsituation gehören mehr oder weniger der Vergangenheit an. Schlussendlich wollen wir doch alle das Beste für den Patienten, da kann es meiner Meinung nach nicht schaden, über den Tellerrand der eigenen Therapieschule hinauszublicken. Jeder Mensch ist einzigartig und muss eben auch so behandelt werden.

Für Deutschland gilt: Bei den drei genannten Verfahren werden die Behandlungskosten für alle Versicherten von ihrer Krankenkasse vollständig übernommen. Deswegen konzentriere ich mich in diesem Buch überwiegend darauf. Wir starten mit den psychodynamischen Verfahren. Einmal, weil ich selbst Tiefenpsychologin bin (und es bekanntlich immer leichter ist, von etwas zu erzählen, was einem ganz gut liegt), aber vor allem, weil alles mit der Psychoanalyse begann.

EINE GEMEINSAME KRANKHEITSLEHRE: WORÜBER SICH PSYCHOANALYTIKER UND TIEFENPSYCHOLOGEN EINIG SIND

Die Geschichte der Psychoanalyse beginnt im 19. Jahrhundert mit Sigmund Freud, Josef Breuer (Arzt und Philosoph) und dessen Patientin, Bertha Pappenheimer (bekannt unter dem Pseudonym Anna O.) – sie war eine der ersten Patientinnen, die mithilfe von Sprache behandelt wurde. Es waren die zarten Anfänge der Psychoanalyse, erst später entwickelte sich die Tiefenpsychologie (kurz: TP) quasi aus der Psychoanalyse heraus. Daher leuchtet es auch ein, dass die beiden psychodynamischen Verfahren dieselbe Vorstellung über die Funktionen und die Entwicklung der Psyche teilen; die gleiche Krankheitslehre, wie wir dazu sagen.

Eine häufig verwendete Metapher, um die Psyche aus psychodynamischer Sicht zu verdeutlichen, ist das Bild eines Eisbergs. Dieser teilt sich bekanntlich in zwei Hälften. Das, was man oberhalb des Meeresspiegels sehen kann, steht für das Bewusste, also für alles, was wir im Alltag gut abrufen können. Viel interessanter ist aber der Teil, der sich unterhalb der Wasseroberfläche befindet. Er verkörpert das Unbewusste. Das Unbewusste spielt eine zentrale Rolle in den psychodynamischen Verfahren, weil davon ausgegangen wird, dass der Mensch überwiegend davon gesteuert wird. Eine Art Autopilot, der auch darüber bestimmt, wie wir auf unser Gegenüber reagieren und wie wir uns verhalten (Körpersprache, Tonlage, Mimik). Es handelt sich dabei um verborgene beziehungsweise verdrängte innere Vorgänge und Erlebnisse. Im Unbewussten schlummern Erfahrungen aus der Vergangenheit, insbesondere aus der Kindheit.[5]

Das Unbewusste triumphiert besonders in Stressmomenten und weil der Alltag meistens ziemlich hektisch ist, reagieren wir nicht selten wie fremdgesteuert.[6] Dann ist uns oft gar nicht bewusst, was uns zu einem bestimmten Verhalten verleitet. Warum wir eine Person von Beginn der Bekanntschaft an nicht leiden können oder vielleicht auch warum Leitungspositionen eher mit Männern besetzt werden als mit Frauen. Viele gute Argumente also, um es langsam angehen zu lassen, durchzuatmen und den Dingen ein wenig Zeit zu lassen.

Aber zurück zum eigentlichen Thema und zu den Tiefenpsychologen und Psychoanalytikern. Ein Ziel der Tiefenpsychologie ist es, innere Konflikte aufzuspüren und aufzulösen. Im Vergleich zu ihren analytischen Kollegen gehen Tiefenpsychologen in ihrer Arbeit dabei etwas direkter vor und der Patient wird im Sitzen behandelt. In einer klassischen Psychoanalysesitzung dagegen redet der Therapeut nur sehr, sehr wenig. Oft liegt der Patient dabei auf einem Sofa und wird aufgefordert, seinen Gedanken ungefiltert freien Lauf zu lassen.

Das Ziel der Psychoanalyse ist unter anderem die Veränderung der Persönlichkeitsstrukturen. Das braucht natürlich seine Zeit und daher ist die Frequenz höher als bei allen anderen therapeutischen Verfahren. Man trifft sich mehrmals in der Woche und das über Jahre hinweg.[7]

Gemeinsam haben beide Therapierichtungen, dass sie das Buch gern ab der ersten Seite lesen. Genau das habe ich letztens einem Freund erklärt, der gerade von einem ersten Gespräch bei einem Tiefenpsychologen kam und sich ein bisschen aufgeregt hat: »Was interessiert es mich, ob ich damals gestillt wurde? Das ist fast dreißig Jahre her und ich habe weiß Gott genügend andere Probleme.« Nun, den Kinderjahren kommt in den psychodynamischen Verfahren eine besondere Bedeutung zu. Sie gelten als Fundament, auf dem das psychische Gerüst errichtet wird. Konflikte, die in dieser Lebensphase auftreten, können sich später in ähnlichen Themen niederschlagen beziehungsweise sich im Erwachsenenalter aktualisieren.

Aber fangen wir vorn an: Ausgedacht hat sich das Ganze Sigmund Freud und zu ihm kommen wir auf den folgenden Seiten. Neben seinen Theorien klären wir außerdem, wie die Zahnpasta jeden Morgen auf seine Zahnbürste kam und warum der Vater der Psychoanalyse bei Feministinnen keinen allzu guten Stand hat. Danach kommen wir zu neueren Theorien der Psychoanalyse beziehungsweise zu ihren Weiterentwicklungen. Außerdem geht es auf den nun folgenden Seiten um die frühe Kindheit, um Säuglinge und um Kleinkinder. Und weil fast alle Menschen Babys mögen, ist dies ein weiteres Argument dafür, sich von so ein bisschen Fachwissen nicht gleich abschrecken zu lassen.

DER VATER DER PSYCHOANALYSE HAT DIE KINDHEIT FEST IM BLICK

Dass Sigmund Freud irgendetwas mit Psychoanalyse am Hut hat, ist kein Insiderwissen, das nur Fachleuten vorbehalten ist. Es ist auch keine Information, mit der man bei seinen Freunden glänzen kann, und bei der beliebten Ratesendung *Wer wird Millionär?* gewinnt man damit höchstens eine der Aufwärmfragen. Fast achtzig Jahre nach seinem Tod ist der Begründer der Psychoanalyse noch immer das Gesicht der Psychotherapie und das, obwohl seine Theorien heute teilweise als veraltet und überholt gelten. Unvergessen ist vor allem das berühmte, durchgesessene Behandlungssofa, auf das ich mich vor meinem Kurztrip nach Wien so sehr freute. Keine Frage, natürlich stand das Sigmund-Freud-Museum in den ehrwürdigen Praxis- und Wohnräumen in der Berggasse ganz oben auf der Liste meiner Must-see-Reiseziele. Dass das gute Stück aber nicht dort, sondern in Freuds Exilwohnung in London steht, habe ich dann vor Ort schmerzlich feststellen müssen. Ich gebe zu, das hätte man wissen können, wenn man sich vorher informiert hätte. Aber das ist ein anderes Thema.

Freud sorgte Anfang des 20. Jahrhunderts mit seinen Theorien für viel Aufruhr. Vor allem seine Überlegungen zur Bedeutung der Triebe (in der gleichnamigen Triebtheorie) wurden oft diskutiert, denn der gelernte Neurologe ging davon aus, dass der Sexualtrieb (auch Libido genannt) eine der treibenden Kräfte im Leben eines jeden Menschen sei. Und das nicht etwa ab der Pubertät, sondern von Geburt an. Ein Skandal! Man kann sich wohl ungefähr ausmalen, dass diese Hypothesen in den eher prüden frühen Jahren des 20. Jahrhunderts nicht unbedingt überall für Beifall sorgten.

Oral, anal oder ödipal – glaubt man Freud, dann durchläuft jeder Mensch zu Beginn seines Lebens verschiedene Phasen der psychosexuellen Entwicklung. Im Vordergrund steht dabei immer ein zentrales Grundbedürfnis, das aufgrund von gesellschaftlichen Spielregeln eingeschränkt wird. Dass das Leben also nicht immer eitel Sonnenschein ist, merkt beispielsweise schon der kleine Säugling, denn niemals können alle seine Bedürfnisse sofort und immer und überall befriedigt werden. Es ist ganz normal, dass kleinere Frustrationen entstehen, für deren Umgang er Strategien erlernen muss. Wenn es in den einzelnen Phasen aber zu Störungen kommt, dann können sich diese in Form von Symptomen (auch später noch) niederschlagen. Dazu im Folgenden mehr.

DIE ORALE PHASE

In der oralen Phase (die so circa bis zum 18. Lebensmonat geht) dreht sich, wie der Name bereits verrät, alles um die Befriedigung über den Mund. Die Saugaktivität zählt zu den ersten Fähigkeiten, die Säuglinge überhaupt besitzen. Alles, was irgendwie reingeht, wird angesabbert - auf diese Art erkunden Babys ihre Umwelt.[8] Über das Lutschen an Mutterbrust oder Schnuller kommt es zu einer angenehmen Stimulation und Beruhigung (wir nennen das Lustgewinn). Außerdem ist das Saugen eine überlebenswichtige Funktion, die der Nahrungsaufnahme dient (das nennen wir Selbsterhaltungstrieb). Dass es dabei leicht zu kleineren Frustrationen kommen kann, erleben wir im Alltag immer wieder, beispielsweise wenn Babys weinen, weil die Mama während des Einkaufens gerade keine Zeit hat, ihrem Kind jetzt und sofort Nahrung zu geben.

Uns Therapeuten interessieren bei allen Phasen die Themen, die sich hinter den einzelnen Entwicklungsabschnitten verstecken. In der oralen Phase geht es, leicht erkennbar, um die Themen Abhängigkeit und Versorgt-Werden, schließlich ist das Baby ohne Hilfe und Unterstützung nicht überlebensfähig (über die Bedeutung, die dabei die Beziehung zur Bezugsperson einnimmt, werden wir später noch mehr erfahren).

So weit klingt das ziemlich einleuchtend, nicht wahr? Psychoanalytiker gehen aber noch einen Schritt weiter. Sie beschäftigen sich beispielsweise mit der Vorstellung, dass das Baby die Mutter quasi über die Muttermilch in sich aufnimmt. Oder dass sich die Mutter umgekehrt von ihrem Säugling ausgesaugt fühlen könnte. Ihr merkt schon, in der Psychoanalyse und Tiefenpsychologie ist viel Raum für Interpretationen und manches klingt zugegebenermaßen ein bisschen weit hergeholt. Psychoanalytiker sitzen oft stundenlang zusammen, um das Verhalten eines Patienten aus verschiedenen Blickwinkeln zu deuten. Im Grunde gibt es dabei kein Richtig und kein Falsch. Alles nur Hypothesen. Diese ewige Fachsimpelei ist eine Sache, die mich auf Fortbildungen immer mal wieder in den Wahnsinn treibt.

Störungen in der oralen Phase

Kommt es in der oralen Phase zu Störungen, können psychische Auffälligkeiten die Folge sein. Kritisch wird es beispielsweise, wenn eine Mutter die Signale ihres Kindes dauerhaft falsch deutet, zum Beispiel weil sie selbst sehr belastet ist. Wenn sie das Kind stillt, obwohl es eigentlich nur in den Arm genommen werden will. Oder umgekehrt, wenn sie gar nicht mitbekommt, dass der oder die Kleine schon wieder Hunger hat.

Mögliche Zusammenhänge zwischen oralen Themen und psychiatrischen Störungsbildern werden bei Essstörungen oder Depressionen vermutet. Auch wird eine Parallele zu Suchterkrankungen gesehen. Aber orale Ersatzbefriedigungen spiegeln sich ebenso in unserem Alltagsleben wider. Nägelkauen ist ein gutes Beispiel. Auch das Rauchen einer Zigarette kann für einen Nachholbedarf an oraler Stimulation stehen (neben der Tatsache natürlich, dass Zigaretten abhängig machende Stoffe enthalten). Freud höchstpersönlich soll übrigens den Durchbruch einer Therapie gemeinsam mit seinem Patienten in einer kleinen Zigarettenpause zelebriert haben. So viel also zur Vorbildfunktion.[9]

DIE ANALE PHASE

In der analen Phase, die Kinder circa vom zweiten bis zum dritten Lebensjahr durchlaufen, dreht sich alles um das Ausscheiden. Es ist das Alter, in dem Jungen und Mädchen die Kontrolle über ihren Urin und Kot gewinnen, indem sie lernen, ihren Schließmuskel zu steuern. Gleichzeitig werden damit neue Anforderungen an sie gestellt und das Ende der Windelzeit eingeläutet. Es findet also erneut eine Einschränkung in der Auslebung der Bedürfnisse statt. Die Mama findet es nämlich gar nicht mehr lustig, wenn die Hose schon wieder voll ist. Auch kann man nicht jederzeit und überall zur Toilette gehen, selbst wenn es noch so dringend ist. Funktionieren und Selbstbestimmung sind somit die großen

Themen dieser Phase. Es geht um Sauberkeit, um Macht und Kontrolle (gerade im Zusammenspiel zwischen Mutter und Kind). Kinder fangen an, sich zu behaupten, sie wollen alles »allein« machen und eins der häufig gesagten Wörter ist »Nein«. Außerdem geht es im wahrsten Sinne des Wortes um Festhalten, Loslassen und, sorry für den plumpen Ausdruck, um das »Drauf-Scheißen«.[10]

Störungen in der analen Phase

Kommt es in der Auslebung der analen Bedürfnisse (wie der Lust am Ausscheiden) zu Einschränkungen, beispielsweise wenn Mütter und Väter in der Sauberkeitserziehung übertrieben penibel oder angeekelt sind oder wenn sie diese zu früh einläuten, können Probleme auftreten und Störungen entstehen. So wird die anale Phase zum Beispiel oft in Zusammenhang mit Zwangserkrankungen gesehen. Unterdrückte Bedürfnisse wie das lustvolle Ausscheiden können sich dann in das Gegenteil umkehren und beispielsweise in einem Waschzwang enden.

DIE ÖDIPALE PHASE

Zuletzt sei hier noch kurz die ödipale Phase (oder auch phallische Phase) angesprochen. Freud hat sie nach der gleichnamigen griechischen Sage benannt *(Die Geschichte des Ödipus)*. Ödipus hatte nämlich, wenn man hier mal die Kurzversion abspult, eine Liebelei mit seiner eigenen Mutter.

Die Stimulation findet circa im vierten bis fünften Lebensjahr über die erogenen Zonen (Penis und Klitoris) statt. In dieser Zeit setzen sich Kinder mit ihrer eigenen Geschlechtsrolle auseinander. Sie fangen an, ihren Körper zu erforschen.[11] Das hat in vielen Kindergärten wahrscheinlich schon für Panikanfälle unter Erziehern, Mamas und Papas gesorgt und den einen oder anderen Elternabend zum Thema Doktorspiele initiiert.

Auch der Ödipuskomplex wird dieser Phase zugeordnet. Vielleicht erinnert ihr euch noch, wie ihr im Kindergartenalter ganz verliebt in euren Vater wart? Oder die männlichen Leser in die Mutter? Keine Panik, das ist, Freuds Annahmen nach, im Sinne einer »gesunden« Geschlechtsentwicklung vollkommen normal. Die Theorie des Ödipuskomplexes besagt außerdem, dass Kinder in der ödipalen Phase Eifersucht und Rachsüchtigkeit gegenüber dem gleichgeschlechtlichen Elternteil entwickeln, weil dieser mehr Zeit als das Kind selbst mit dem gegengeschlechtlichen Elternteil verbringt.

Störungen in der ödipalen Phase

Es gibt (veraltete) Hypothesen darüber, dass Störungen in dieser Phase mit Homosexualität in Zusammenhang stehen könnten. Die gleichgeschlechtliche Liebe wurde sogar noch bis vor Kurzem als Krankheit geführt, bis zum Jahr 1992, um genau zu sein, als die zehnte und überarbeitete Ausgabe des ICD (International Statistical Classification of Diseases and Related Health Problems, das Klassifikationssystem aller Erkrankungen, herausgebracht von der Weltgesundheitsorganisation) erschien. Das hat viele Menschen zu Recht sehr gekränkt. Ein Glück, dass diese Überlegungen heutzutage als überholt gelten. Love is love.

Nicht näher ausführen möchte ich hier die Latenzphase (circa vom sechsten bis zum elften Lebensjahr) und die genitale Phase (circa ab dem zwölften Lebensjahr), weil wir uns nicht allzu sehr mit den in die Jahre gekommenen Theorien aufhalten wollen. Aber auch wenn die Annahmen Freuds schon etwas veraltet sind, geben Informationen zu diesen frühen Rahmenbedingungen und der damit verbundenen Entwicklung des Kindes manchmal interessante Hinweise auf zum Beispiel die dahinterliegende, fragliche Psychodynamik einer Erkrankung. Die Phasen der psychosexuellen Entwicklung werden demnach auch heute noch (leise) mitgedacht.

DAS DREI-INSTANZEN-MODELL

Es, Ich, Über-Ich: Vielleicht habt ihr schon einmal von Freuds Drei-Instanzen-Modell (auch Strukturmodell genannt) gehört? Der Theorie nach verfügt jeder Mensch über die genannten drei Parteien. Jeder Instanz wurde dabei eine andere Funktion übertragen. Dem Es wurde die Rolle des Bösen zugeteilt. Im Es gibt es keine Moral und keine Regeln, das Es ist nur auf die Befriedigung der eigenen Bedürfnisse und Triebe aus (nach dem sogenannten Lustprinzip). Rücksicht auf andere ist hier Fehlanzeige. Wenn wir an die Eisberg-Metapher am Anfang dieses Kapitels zurückdenken, dann liegt das Es unterhalb des Meeresspiegels, im Unbewussten. Freuds Idee war es, mithilfe eines bestimmten therapeutischen Settings dorthin durchzudringen. Er forderte seine Patienten auf, eine Liegeposition einzunehmen und ihren Gedanken freien Lauf zu lassen. Diese therapeutische Methode wird auch heute noch angewendet und »freies Assoziieren« genannt. Freud dachte, dass durch diese Umstände und durch den mangelnden Blickkontakt zwischen Therapeut und Patient die prüfenden Augen von Über-Ich und Ich eingeschränkt würden und damit der Zugang zum Es freigelegt werden könnte. Es ist eine Hypothese, die sich in ähnlicher Weise auch in Freuds Traumtheorie wiederfindet. Hier ging er davon aus, dass sich im Schlaf verborgene Triebe und Wünsche aus dem Unbewussten zu Wort melden. Die psychoanalytische Traumdeutung ist demnach eher eine individuelle Sache und hat keine allgemeingültige Bildsprache. Das Gerücht, jemand Geliebtes könne versterben, wenn man von einem ausgefallenen Zahn träumt, könnt ihr also beruhigt zusammen mit dem Handbuch der häufigsten Traumsymbole verbannen.[12] Letztlich ist die Traumdeutung in der heutigen Psychotherapiebewegung sowieso ein bisschen in den Hintergrund getreten.

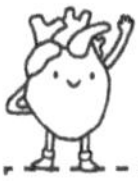

FALLBEISPIEL

Ich muss gestehen, dass ich mich schon hin und wieder mit meinen Träumen auseinandersetze. Es gibt beispielsweise so einen Traum, den habe ich immer und immer wieder. Jedes Mal versuchen Einbrecher, gruselige Wesen oder andere bedrohliche Gestalten auf verschiedensten Wegen in meine Wohnung einzudringen. Dann renne ich panisch von Tür zu Fenster, um alle Eingänge zu mir zu versperren. Mal mit mehr und mal mit weniger Erfolg.

Am nächsten Tag wache ich meist nassgeschwitzt auf und der Traum hängt mir noch viele Stunden nach. Deswegen habe ich ihn mir in meiner Selbsterfahrung deuten lassen. Unterm Strich, so die These, könnte es sich um Angriffe auf mein Ich handeln. Und tatsächlich befinde ich mich, wenn ich davon träume, meist in Job oder Alltag in herausfordernden Umständen. Wenn ich also nach einer solchen Nacht am nächsten Morgen darüber nachdenke, bin ich doch immer wieder erstaunt über diese psychodynamische Deutung, die ich ziemlich passend finde. Da kann die Hirnforschung noch so viele Fakten bringen.

Der Gegenspieler des Es ist das Über-Ich. Das Über-Ich entwickelt sich durch Erziehung und das Aufwachsen in der Gesellschaft. Es beinhaltet Normen, das Gewissen, Regeln und Grenzen und ist daher so etwas wie der Moralapostel. Weil man sich das vielleicht nicht so gut vorstellen kann, soll ein Beispiel das Zusammenspiel zwischen Es und Über-Ich ein bisschen besser veranschaulichen: Gerade heute Morgen als mein Wecker klingelte, lieferten sich die Gegenspieler wieder ein kleines Duell. »Es ist so schön gemütlich hier, bleib doch einfach noch eine Weile liegen«, flüsterte mir das Es ins Ohr. »Aber, aber, das geht nicht, du musst doch los. Deine Patienten warten und du kannst auf keinen Fall zu spät zur Arbeit kommen«, entgegnete das Über-Ich panisch. »Ich bin müde«, raunzte das Es, »die kommen auch so klar.« – »Das kannst du echt nicht bringen. Was sollen deine Kollegen nur denken? Hast du mal an deine Patienten gedacht und wie sie sich fühlen, wenn sie auf dich warten müssen?« So in etwa ging das noch eine Zeit lang hin und her. Schlussendlich bin ich natürlich doch aufgestanden, denn zum Glück gibt es ja noch die dritte Instanz: das Ich, den Streitschlichter. Es hat vielleicht den schwierigsten Part, denn es muss zwischen den beiden Gegensätzen Es und Über-Ich vermitteln und noch dazu alles in Einklang mit der Realität bringen.[13]

Im optimalen Fall funktioniert die Zusammenarbeit der Instanzen relativ ausgeglichen. Aber es kann auch anders laufen und zu einem Ungleichgewicht kommen, wenn eine der Parteien Überhand gewinnt. Dazu fällt mir spontan eine junge Patientin ein. Sie war in jeder Stunde überpünktlich und vor allen Dingen war sie niemals krank oder musste auch nur einen einzigen Termin absagen. Was habe ich mich schlecht gefühlt, als ich einmal mit einer Grippe im Bett lag und unsere Sitzung verschieben musste. Diese Patientin war eine sehr gute Schülerin, sie war stets strebsam und fleißig, sie trank keinen Alkohol, rauchte nicht und ging immer zur selben Zeit ins Bett. Bei kleineren Meinungsverschiedenheiten mit anderen blieb sie höflich und freundlich und deswegen kam es eigentlich nie wirklich zu einem Streit. Schlussendlich stellte meine Patientin ihre Bedürfnisse hinten an, um das Gegenüber nicht zu verärgern oder zu enttäuschen. Ihre Gefühle schluckte sie einfach herunter. Dass das auf Dauer nicht gut für das eigene Wohlbefinden ist, ist ziemlich einleuchtend. Nur weil Wut und Ärger nicht rausgelassen werden, heißt das ja nicht, dass sie einfach so verschwinden. Und wenn sie nicht im Außen für Aufruhr sorgen, dann tun sie es eben im Inneren. Zum Beispiel in Form von Selbsthass, wie das bei meiner Patientin der Fall war. Uns soll dieses Beispiel dazu dienen, um eine starke Ausprägung des Über-Ichs besser zu veranschaulichen.

Ein dominantes Es fällt mir ein, wenn ich an einen Jugendlichen zurückdenke, der nur für kurze Zeit bei mir in Behandlung war. Er vergaß unsere Termine oft und eigentlich hatte er auch wenig Lust darauf, sich mit mir auszutauschen. Er verbrachte die Tage zu Hause in seinem Bett, wo er entweder schlief oder ein Onlinespiel zockte. Freie Zeit hatte er genügend, denn er war gerade (mehr oder weniger) auf der Suche nach einer neuen Ausbildungsstelle. Zuvor hatte er zwei andere Ausbildungen abgebrochen. In der ersten hatte es immer wieder Ärger mit dem Chef gegeben. Der sei aber auch ein Riesenarschloch gewesen, deswegen habe er irgendwann beschlossen, nicht mehr hinzugehen. In der zweiten Ausbildungsstelle dagegen wurde mein Patient entlassen, weil er viele Fehlstunden hatte. Davon abgesehen gab es auch mit der Polizei in regelmäßigen Abständen immer mal wieder Ärger. Alles in allem machten ihm diese Eigenschaften ein Leben in der Gesellschaft mit ihren Regeln und Normen ziemlich schwer.

DER PENISNEID

Zuletzt habe ich noch eine kleinere Anmerkung, damit wir Missverständnisse aus dem Weg räumen können. Es geht um den Penisneid. Fälschlicherweise kursiert das Gerücht, hierbei handele es sich um die Sorge der Männer, sie könnten schlechter als der Rest der Truppe ausgestattet sein. Weit gefehlt. Freud meinte weniger Vergleiche wie: »Wer hat den Längsten?«, sondern bezog diese Theorie vielmehr auf das weibliche Geschlecht. Den Ursprung sah er dabei ebenfalls in den Kinderjahren (in der ödipalen Phase), wenn Mädchen bezogen auf die Genitalien der Jungen Neid empfänden und demgegenüber die Klitoris als minderwertig einstuften. Aber auch die erwachsene Frau fühle sich ohne Penis unvollständig und benachteiligt. Erst mit der Geburt des eigenen Kindes sei dieser Komplex annähernd überwunden, so Freud.[14] Nun ja, das finde selbst ich ziemlich weit hergeholt und damit bin ich wohl nicht allein. Diese gewagte Theorie hat natürlich schon damals eine Welle der Entrüstung ausgelöst – vor allen Dingen unter den vermeintlich Betroffenen. Feministische Gruppen sollen sogar wütend auf die Straßen gezogen sein.

Die frauenfeindliche Haltung Freuds wird umso deutlicher, je mehr man sich mit dem Psychoanalytiker beschäftigt. Zwar gab es auch gute Momente, in denen er einforderte, auch Frauen in die Psychoanalytische Vereinigung (eine Organisation führender Psychoanalytiker, die Freud ins Leben gerufen hatte und die sich zunächst in seinen Praxisräumen traf) mit aufzunehmen; in seiner Grundhaltung verstand er das weibliche Geschlecht aber als kindlich und Über-Ich-schwach. Ab dem Alter von dreißig Jahren, so Freud, würden Frauen sich nicht mehr weiterentwickeln und zu kulturellen Beiträgen wären sie schon gar nicht imstande.[15] Zu guter Letzt betitelte er sie als dunklen Kontinent. Aber wer im Glashaus sitzt, sollte bekanntlich nicht mit Steinen werfen und gerade Freud zeigte sich in seiner eigenen Ehe ziemlich kleinkindhaft und unselbstständig. Er war sogar so bequem, dass er sich, so sagt man, täglich von seiner Frau die Zahnpasta auf die Zahnbürste hat schmieren lassen. So oder so, mein Feministinnenherz hat jedenfalls leise geweint, als ich das alles gelesen habe.

Zum Glück hat sich die Psychoanalyse im Laufe der Zeit weiterentwickelt und die Theorien Freuds gelten heute größtenteils als überholt. Dazu konnten nicht zuletzt neue Erkenntnisse aus der Forschung (vor allem aus der Neurologie- und Säuglingsforschung) ihren Beitrag leisten. Dennoch bilden Freuds Werke den Grundstein psychotherapeutischer Arbeit und er gilt noch heute als Ikone, die sich ziemlich gut vermarkten lässt. Neben Sigmund-Freud-Hausschuhen oder -Badeenten, Shirts mit dem Aufdruck »Deine Mutter« und, besonders lustig, wie ich finde, Tassen mit dem Schriftzug »Pink Freud« (in Anlehnung an die Rockband Pink Floyd) ist so ziemlich alles dabei.

Wer sich weiter für die Anfänge der Psychoanalyse interessiert, dem möchte ich noch einen kleinen Tipp mit auf den Weg geben: Alle Schriften Sigmund Freuds sind im Internet frei zugänglich erhältlich, weil die Urheberrechte mittlerweile verfallen sind (zum Beispiel unter www.freud-online.de). Und sogar auf Spotify kann man sich nachgelesene Vorlesungen über die Psychoanalyse anhören (siehe *Sigmund Freud: Über Psychoanalyse – fünf Vorlesungen*).

AN ALLE HOBBYPSYCHOLOGEN

So weit, so gut. Jetzt habt ihr einen kleinen Einblick in die Theorien Freuds bekommen und noch ein bisschen mehr Wissen gesammelt, das nur allzu leicht dazu verleitet, das Verhalten eurer Mitmenschen näher zu analysieren. Das ist allerdings nicht sonderlich zu empfehlen. Erstens ist dies nur ein kleiner Auszug der Theorie und nicht ohne Grund handelt es sich sowohl bei dem Psychologiestudium als auch bei der Psychotherapeutenausbildung um eine mehrjährige Angelegenheit. Außerdem kann jemand, der emotional involviert ist, keine objektiven Hypothesen aufstellen - das weiß ich aus erster Hand zu berichten. Und zu guter Letzt: Was bringt so eine (selten von den Betroffenen erbetene) Laienanalyse, wenn man nicht weiß, was man damit nun anfangen soll?

FORTSETZUNG FOLGT: WIE ES NACH FREUD WEITERGING

Die Geschichte der Psychoanalyse geht nach Sigmund Freud natürlich noch weiter (auch wenn diese Neuerungen leider wenig Beachtung in der heutigen Gesellschaft finden). Genau genommen bleibt das Ganze in der Familie, zumindest unter anderem.

DIE ICH-PSYCHOLOGIE

Anna Freud, ja richtig, Freuds Tochter, hat die Arbeiten ihres Vaters weiter fortgesetzt. Sie war eine Vertreterin der Ich-Psychologie, die auf Freuds Triebtheorie (Es, Ich, Über-Ich) aufbaut. Das Ich steht dabei im Mittelpunkt. So nahm man an, dass sich das Ich vor Angriffen von außen schützen kann.

Dazu verfügt es über sogenannte Abwehrmechanismen. Verdrängung beispielsweise ist einer davon. Ein paar Absätze weiter werden wir uns noch einmal ausführlicher mit diesen Schutzmechanismen beschäftigen.

DIE SELBSTPSYCHOLOGIE

Heinz Kohut (unter anderem) hat die Überlegungen Freuds ebenfalls genutzt, um seine eigene Theorie, die Selbstpsychologie, darauf aufzubauen. Dabei rückte er die Beziehungen zu anderen Menschen mehr in den Fokus. Kohut nahm an, dass Störungen entstehen, wenn die Beziehungen zu Bezugspersonen unbefriedigend sind. Für eine gesunde Entwicklung brauche schon der Säugling unter anderem Spiegelung, das heißt jemanden, der seine Gefühle in sich aufnimmt und zurückspielt, der ihm zeigt: »Du bist willkommen.« Es gibt in diesem Zusammenhang ein bekanntes Experiment, das mich sehr bewegt hat. Man findet es im Internet, wenn man nach »still face Experiment« sucht. Das Video zeigt auf eine sehr berührende Weise die Verzweiflung und Hilflosigkeit eines Babys, wenn das Gegenüber in der Interaktion die Mimik einfriert. Das ist fast nicht auszuhalten, so schlimm finde ich das.

DIE OBJEKTBEZIEHUNGSTHEORIE

Und dann gibt es noch die Objektbeziehungstheorie (unter anderem nach Melanie Klein), die die Beziehung zur Mutter (oder einer anderen wichtigen Bezugsperson, hier Objekt genannt) in den Mittelpunkt stellt.[16] Diese Verbindung gilt als Grundlage für die weitere Entwicklung der Persönlichkeit und der Beziehungsgestaltung. Beziehungen werden nach dieser Vorlage eingeordnet (zum Beispiel bedrohlich? freundlich? gut? böse?).

DIE VIELEN GESICHTER EINER KINDHEIT

Alle Erklärungsmodelle der Psychoanalyse starten in den Säuglings- und Kleinkindtagen und ihr könnt euch vorstellen, dass diese prägende Zeit ziemlich unterschiedlich ausfallen kann. Genau genommen fängt sie eigentlich schon neun Monate vorher (pränatal, also vor der Geburt) an: War es denn ein Wunschkind? Wie ging es der Mutter in der Schwangerschaft? Und wie dem Vater in seiner neuen Rolle? Gab es im Verlauf irgendwelche Komplikationen? Oder anderweitigen Stress? Wie wurde die Geburt erlebt? Und kam das Kind gesund und munter zur Welt? Fragen, die wir Psychotherapeuten in einem Erstgespräch mit den Patienten, wenn möglich, gern erheben.

Das Willkommenspaket in dieser Welt ist für jedes Baby unterschiedlich ausgestattet. Da gibt es Kinder, die in eher schwierigen Verhältnissen leben, mit finanziellen Sorgen oder schwierigen Familiensituationen. Es gibt Kinder, die im Krieg aufwachsen, auf der Flucht oder in einem Umfeld, in dem es viel Streit oder Stress gibt. Manche Eltern können sich nur eingeschränkt um ihre Kleinen kümmern, weil sie selbst (psychisch) erkrankt sind, weil sie vielleicht anderweitig eingespannt oder belastet sind, oder aber sie sind nicht empathisch genug, können sich nicht in das Baby hineinfühlen oder sind mit der Elternschaft überfordert. Andere wiederum sind überfürsorglich und überbehütend. Stets in Sorge um ihren Schützling, kreisen sie wie ein Helikopter über dem Kind und lassen ihm kaum Raum, um in die eigenen Fähigkeiten zu vertrauen, selbstständig und selbstbewusst zu werden und sich altersangemessen vom Elternhaus loszulösen. Man hat es eben nicht in der Hand, wie man in die Welt startet. Mir fällt in diesem Zusammenhang ein scherzhafter Spruch ein, der mir im Internet schon mehrfach begegnet ist: »Man kann sich seine Familie leider nicht aussuchen, seinen Psychotherapeuten dagegen schon.« Oder wie andere Kollegen manchmal nicht ganz ernst gemeint sagen: »Augen auf bei der Elternwahl!«

Aber auch ohne ungünstige Faktoren gilt es in der Kindheit viele Entwicklungshürden zu meistern. Dazu zählen Veränderungen und neue Situationen wie die Eingewöhnung in die Kindertagesstätte, die Einschulung, der Wechsel auf die weiterführende Schule, die Suche nach der beruflichen Perspektive, körperliche und hormonelle Veränderungen in der Pubertät, die Geburt eines Geschwisterkindes, die erste Liebe, sexuelle Erfahrungen oder das Loslösen vom Elternhaus. Diese ganzen Umstellungen bringen die Psyche in Dauerrotation. So ist das eben mit dem Großwerden. Einfach ist es nicht.

Von diesen ganz normalen Entwicklungsherausforderungen abgesehen, kann der Mensch zu jeder Zeit seines Lebens zusätzlich kritischen Ereignissen oder Katastrophen ausgesetzt sein. Zu den sogenannten Life-Events zählen unter anderem der Verlust einer geliebten Person, Trennung, Scheidung oder eine schwere Erkrankung. Life-Events können das Ausbrechen einer psychischen Erkrankung fördern und manchmal sind sie so etwas wie der letzte Tropfen, der das Fass zum Überlaufen bringt.[17]

Die genannten äußeren Umstände können Faktoren sein, die Belastungsmomente darstellen oder Konflikte auslösen, sie müssen es aber nicht. Und bitte nicht falsch verstehen: Es geht nicht darum, einen Schuldigen zu finden, und schon gar nicht um Mother-Blaming. Die perfekte Kindheit, die fehlerfreien Eltern, den perfekten Lebenslauf gibt es nicht. Niemals. Und das ist auch gut so, schließlich merken Kinder auf diese Weise, dass man im Leben auch Fehler machen darf und wie man damit einen Umgang findet.

Es gibt aber, das muss ich zugeben, durchaus Fälle, in denen das Umfeld einen großen Teil dazu beiträgt, innere Konflikte zu unterfüttern. So war das nämlich bei einer meiner Patientinnen, deren Eltern aus der Türkei kamen. Sie wurde streng religiös erzogen und die Eltern wünschten sich, dass ihre Tochter ihre Ansichten und Haltung teilte. Meine Patientin hatte aber ihren eigenen Kopf und wollte ein Leben wie ihre Mitschülerinnen führen. Weil diese eher moderne, offene Lebenseinstellung nicht gern gesehen war, versuchten die Eltern, sie mehr und mehr einzuschränken. Schlussendlich führte dies dazu, dass meine Patientin in ihrem Leben keinen Sinn mehr sah. Sie klagte über Antriebsschwäche, mangelnde Lebensfreude und eine getrübte Stimmung. Das ging sogar so weit, dass sie sich konkrete Ausführungsideen für Suizid überlegte.

Sie befand sich in einem unauflösbaren Konflikt und konnte ihre eigenen Bedürfnisse nicht ausleben. Noch dazu hatte sie ein schlechtes Gewissen und wollte ihre Familie weder verraten noch verlassen. Letztlich entschied sich das Mädchen unter Zuhilfenahme des Jugendamtes dafür, in einer Wohngruppe zu leben. Ihre Symptome linderten sich relativ schnell, wenngleich sie noch lange Zeit später Schuldgefühle plagten. An der Beziehung zu ihren Eltern konnte im Verlauf gearbeitet werden.

DIE PSYCHE HAT EINEN SCHUTZSCHILD

Die Psyche ist großen und kleinen Herausforderungen nicht wehrlos ausgesetzt, denn zum Glück gibt es ja noch die Abwehrmechanismen. Sie können zwar keine Konflikte lösen, dafür aber Frustrationen erträglicher machen und das Selbstbild vor weiteren Beschädigungen schützen. Dies ist eine wichtige Funktion, die das Überleben im Alltag manchmal überhaupt erst möglich macht.

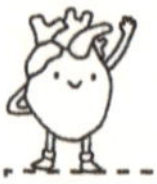

FALLBEISPIEL

Ich hatte mal einen Patienten, dessen Vater starb, als er acht Jahre alt war, und zwar ziemlich dramatisch an einem Herzinfarkt, während sein Sohn mit ihm allein zu Hause war. Eine traumatisierende Situation, nach der sich mein Patient aber zuerst gar nicht belastet zeigte. Er ging ganz normal zur Schule, seine Noten blieben auf demselben Niveau und auch in anderen Bereichen lief es eben so weiter wie bisher. Freunde und Bekannte berichteten zu dieser Zeit, man habe ihm die Trauer gar nicht angemerkt und geweint habe er auch nicht. Ich vermutete also, dass er diesen Vorfall zum Selbstschutz verdrängt hatte. So gewaltig waren die Gefühle, so unerträglich der Schmerz – wie hätte er das auf einmal verarbeiten können? Deswegen wurde alles in eine große Kiste gepackt, ein dickes Seil darum geschnürt und ab damit in die hinterste Ecke der Psyche. Erst viele Jahre später fing die Kiste plötzlich an zu rappeln. Die Seile lösten sich und der Deckel schien nicht mehr richtig zu halten. Stück für Stück ließ die über Jahre hochgezogene Abwehr nach, häppchenweise kamen die verdrängten Gefühle wieder an die Oberfläche und das mit ziemlicher Wucht, trotz all der Jahre, die bereits vergangen waren. Gefühle haben eben kein Verfallsdatum. Mein Patient verfügte mit der Zeit aber über mehr Ressourcen, wie er mit diesem Schicksalsschlag einen Umgang finden konnte. Und er holte sich Hilfe. Dann begann der Teil, den wir Verarbeitung nennen. Alles zu seiner Zeit.

Im hier geschilderten Beispiel kam der Abwehrmechanismus der Verdrängung zum Einsatz. Es gibt aber noch eine ganze Reihe von weiteren Abwehrmechanismen, die uns im Alltag begegnen. Hier folgt ein kleiner Ausschnitt:

- Bei der Vermeidung werden angstbesetzte, unangenehme Situationen umgangen. Der jährliche Kontrolltermin beim Zahnarzt ist da ein gutes Beispiel. Na? Wer war noch nicht, wer muss noch mal?
- Bei der Verleugnung wird die Realität verzerrt und nur in Teilen wahrgenommen. Sie begegnet uns im Alltag häufig.

- Bei der Wendung gegen das Selbst dürfen wir uns von der sperrigen Begrifflichkeit nicht stören lassen. Mit Selbst ist in diesem Fall die eigene Person gemeint. Das Wort »Ich« war in der Welt der Psychoanalyse, wie ihr jetzt wisst, bereits vergeben. Bei der »Wendung gegen das Selbst« werden Aggressionen, die eigentlich einer anderen Person gelten, gegen sich selbst gerichtet. Vielleicht weil man unbewusst das Gegenüber nicht verletzten will oder weil man Angst um die Beziehung zu dieser Person hat. Die aggressive Energie wütet also nicht in Form eines Streites im Außen, sondern im Inneren (ähnlich wie bei unserem Beispiel zum Über-Ich). Es ist eine Form der Selbstbestrafung und auf Dauer natürlich nicht sonderlich gesund. Beispiel: »Paul ist gestern in unserem Streit total ausgerastet und hat mich übel beschimpft. Aber er hat ja auch recht: Ich bin einfach keine gute Zuhörerin und vergesslich bin ich auch.«
- Bei der Projektion werden eigene Bedürfnisse, Wünsche, Gefühle oder Gedanken einfach auf das Gegenüber verschoben. Dazu ein klassisches Beispiel aus dem Beziehungsalltag: »Oh Mann, jetzt bist du ja schon wieder total genervt« – wenn man es eigentlich selbst ist.
- Bei der Intellektualisierung werden emotionale Inhalte auf eine sachliche, theoretische Ebene gebracht. Beispiel: »Marlene und ich haben uns vor vier Wochen scheiden lassen. Keine seltene Angelegenheit, wenn man sich mal so im Freundeskreis umschaut. Gerade gestern habe ich wieder eine Studie gelesen, dass in Deutschland jede zweite Ehe geschieden wird.«

- Die Rationalisierung ähnelt der Intellektualisierung. In diesem Fall werden allerdings eigene Gefühle auf gesellschaftlich anerkannte Gründe zurückgeführt. Beispiel: »Nach dem Ärger mit der Chefin habe ich schon wieder Kopfweh. Ich glaube, ich habe einfach zu wenig getrunken.«
- Bei der Affektisolierung oder auch Isolierung werden Gefühle, die einen in einer bestimmten Situation begleitet haben, ausgeklammert. Der Betroffene erinnert sich zwar an die Situation, nicht aber an das, was er dabei empfunden hat.
- Die Affektualisierung ist die Übertreibungsform. Ihr habt vielleicht auch eine kleine Drama Queen im Freundeskreis, die aus jeder Mücke einen Elefanten macht? Beispiel: »Mein Tag war fürchterlich. So viel Stress hatte ich noch nie auf der Arbeit. Die Kunden waren eigentlich alle unhöflich und haben sich die ganze Zeit beschwert. Ich weiß gar nicht, ob ich die Ausbildung noch zu Ende machen kann, so schlimm fand ich das heute.«
- Bei der Reaktionsbildung handelt es sich um eine Umkehr ins Gegenteil. Ängste und aggressive Impulse werden nicht ausgelebt und einfach in das Gegensätzliche gewendet. Aus Minus wird Plus. Dahinter könnte ein strenges Über-Ich als Moralinstanz stehen oder die Angst, die Beziehung zu gefährden. Beispiel: »Hier hast du einen selbst gebackenen Kuchen. Ich wollte dir damit einfach mal so eine Freude machen.«
- Ein Rückzug auf frühere Entwicklungsstufen ist mit dem Abwehrmechanismus der Regression gemeint. Zu beobachten ist das vor allen Dingen bei Kindern, die ein Geschwisterchen bekommen. Gar nicht so selten verfallen sie dann

wieder in Babysprache, nässen erneut ein oder wollen von Mama und Papa angezogen werden, obwohl sie das schon lange allein können. Dieses Phänomen ist aber auch bei Erwachsenen zu beobachten, zum Beispiel bei Krankheit. Auch im Alltag kann es einer gestandenen Frau passieren, dass sie, wie damals als kleines Mädchen, in Tränen ausbricht und sich am liebsten in einer Ecke zusammenkauern würde, weil sie nach einem hektischen Tag auf der Arbeit auch noch ewig im Stau stand, obwohl sie eigentlich einen dringenden privaten Termin hätte wahrnehmen müssen. Ich spreche da aus Erfahrung.

- Bei der Idealisierung werden andere Menschen, die in der Psychoanalyse und Tiefenpsychologie übrigens Objekte genannt werden, überbewertet beziehungsweise idealisiert. Das habe ich gerade letztens wieder erlebt, als mein bester Freund die Beschreibung seiner neuen Freundin zum Besten gab: »Ida ist die schönste Frau, die ich je gesehen habe. Sie ist schlauer als alle anderen und humorvoller ist sie auch. Ich war niemals glücklicher.«
- Bei der Spaltung findet eine Trennung in Gut und Böse statt. Es gibt nur Schwarz und Weiß und nichts dazwischen. Neulich beim Friseur rief eine Kundin durch den ganzen Laden: »Ich könnte mir keine bessere Hairstylistin für mich vorstellen. Die Frau, bei der ich früher war, hat mir die Haare grauenhaft geschnitten. Ich sah aus wie ein gerupftes Huhn. Sie dagegen verstehen ihr Handwerk und das sieht man auch.«
- Auch Somatisierungen können zu den Abwehrmechanismen gezählt werden. Oft ist es für uns Therapeuten ein Warnzeichen, wenn der Konflikt schon in das Körperliche

übergeht. Kinder mit Trennungsängsten klagen beispielsweise nicht selten an Schultagen über (echte und nicht gespielte) Bauchschmerzen, die sich meist wieder legen, wenn sie nicht in die Schule gehen müssen. Die Angst, ohne Mama zu sein, kann sich also verkleiden. Vor allem den psychosomatischen Störungen wird ein enger Zusammenhang zur seelischen Befindlichkeit nachgesagt. Zu diesen Erkrankungen können Rheumatoide Arthritis, Asthma, Bluthochdruck, Schilddrüsenüberfunktion oder Neurodermitis zählen. Aber auch Migräne und Rückenschmerzen sind Klassiker, die für eine psychische Belastungsreaktion stehen können.[18]

HINTER DER ABWEHR

Es gibt Abwehrmechanismen, die besonders häufig bei bestimmten Störungsbildern vorkommen. Angststörungen und Vermeidung tauchen zum Beispiel gern im Doppelpack auf, wenn die angstbesetzte Situation umgangen wird. Spaltung ist dagegen ein typisches Merkmal der Borderline-Störung. Depressive tendieren eher zur Regression oder zur Wendung gegen das Selbst (in Form von Selbstzweifeln, Selbsthass). Menschen mit einer narzisstischen Persönlichkeitsstörung neigen zur Entwertung (der anderen) und zur Idealisierung (der eigenen Person). Bei Zwängen kommt meist der Abwehrmechanismus der Reaktionsbildung zum Einsatz.

Ein Ziel der therapeutischen Arbeit ist es, diese Schutzmauer abzubauen, um an die dahinterliegenden Konflikte zu kommen und diese aufzulösen. Dazu muss man sie natürlich erst einmal aufspüren, was zum Thema in der Fallbesprechung mit den Kollegen werden kann (und zur Analyse der Psychodynamik des Patienten gehört).

Jetzt, wo ihr eingeweiht seid, entdeckt ihr diese Mechanismen vielleicht auch bei euch selbst oder aber, sehr viel wahrscheinlicher, bei Menschen in eurem Umfeld. So ging es mir zumindest, nachdem ich mich intensiver damit auseinandergesetzt hatte. Aber aufgepasst und auch wenn ich mich an dieser Stelle wiederhole: Psychologisches Grundwissen hilft dabei, das Gegenüber besser zu verstehen, dennoch sollte man Laieninterpretationen immer mit Vorsicht genießen und auch ich halte mich im Privaten damit sehr zurück, weil es als Freundin, Kollegin oder Familienmitglied nicht meine Aufgabe ist, therapeutisch zu analysieren oder zu intervenieren.

KONFLIKTE, DIE MAN MIT SICH SELBST AUSMACHEN MUSS

Man kann, das sage ich aus Erfahrung, ziemlich schnell in Konflikte geraten. Ich glaube, die Wahrscheinlichkeit erhöht sich signifikant, wenn man sowieso schon miese Laune hat und das Wetter auch noch schlecht ist. Dann streitet man sich vielleicht darüber, wer zuerst den Blinker gesetzt hat, um in die freie Parklücke zu steuern, warum die Milch schon wieder leer ist und wieso zur Hölle man nicht einfach eine neue kaufen kann. Oder darum, wer in der Schlange an der Brottheke als Nächster dran ist. Um diese Konflikte geht es hier zum Glück nicht.

In den psychodynamischen Verfahren gehen wir davon aus, dass hinter jedem Symptom ein unbewusster, innerer Konflikt steckt.[19] Aber wie darf man sich das bitte schön vorstellen?

Die intrapsychischen Konflikte, in die ein Mensch verstrickt sein kann, werden im sogenannten OPD-2 oder für Kinder im OPD-KJ-2 (Operationalisierte Psychodynamische Diagnostik, zweite Ausgabe) gelistet. Diese Übersicht soll dem Therapeuten dabei helfen, die oft schwammigen psychodynamischen Prozesse des Patienten ein bisschen greifbarer zu machen. Außerdem ist sie bei der Planung des Therapieverlaufs eine gute Unterstützung. Das OPD besteht aus mehreren Unterteilungen (zum Beispiel Beziehung, Krankheitserleben oder Strukturniveau), hier Achsen genannt. Besonders interessant finde ich die im Folgenden beschriebene Konfliktachse.[20]

Nähe vs. Distanz (oder auch Individuation vs. Abhängigkeit): Den hier angesprochenen Konflikt beobachte ich in der heutigen sogenannten »Generation beziehungsunfähig« häufig. Es ist das Verlangen nach einer Beziehung, einem sicheren Hafen und Geborgenheit auf der einen und die Sehnsucht nach absoluter Freiheit, Abenteuer und Abwechslung als Single auf der anderen Seite. Beides gleichzeitig geht nun mal nicht. Einige meiner Freunde Anfang dreißig befinden sich, wenn ich das an dieser Stelle unterstellen darf, in einer ähnlichen Krise und können sich zwischen Heirat und der Suche nach einer oder einem anderen (besseren?) Partner beziehungsweise Partnerin nicht entscheiden. Diese Zerrissenheit bedeutet Stress für die Psyche. Es ist ein Zwiespalt, in dem sich schon das Kleinkind befindet. Einmal will es alles allein machen, dann soll die Mama doch lieber mithelfen. Im

Vordergrund dieses Konfliktes steht demnach die Bedeutung von Bindung und Beziehung.

Unterwerfung vs. Kontrolle: Ich gehe gern zu Hochzeiten und immer wenn eine Einladungskarte eintrudelt, bin ich ganz aus dem Häuschen. So viel Freude, so viele Liebesbekundungen - ich glaube, eine schönere Gelegenheit, um das Leben zu feiern, kommt selten. Das Anschneiden der Hochzeitstorte zählt zu meinen persönlichen Highlights. Kennt ihr diese Tradition, dass derjenige, der die Hand dabei oben hat, auch in der Ehe das Sagen haben wird? Erstaunlich eigentlich, wie oft man als Außenstehender mit Einschätzungen zur Beziehungsdynamik des Hochzeitspaares am Ende richtig tippt. Nun ja, warum ich das erzähle? Weil es in diesem Konflikt darum geht, wie sehr man sich in einer Beziehung unterwirft beziehungsweise unterordnet oder ob man alles mit sich machen lässt. Ob man die Kontrolle behalten will (aus Angst vor dem Kontrollverlust) und immer der Bestimmer sein muss.

Selbstversorgung vs. Versorgtwerden (ehemals Autarkie): Im Zentrum dieses Konfliktes steht die Frage danach, ob ein Mensch in einer Beziehung eher für sich selbst die Verantwortung behalten will oder ob er sich auch versorgen lassen kann, zum Beispiel im Hinblick auf finanzielle Themen. Ist dieser Konflikt sehr ausgeprägt, kann sich dies in klammerndem Verhalten oder Ausbeutung des Partners zeigen.

Selbstwertkonflikt: Wie der Name verrät, dreht sich hier alles um den Selbstwert. Gegenüber stehen sich einerseits Minderwertigkeitskomplexe, Selbstunsicherheit und die Aufwertung anderer Menschen und das genaue Gegenteil auf der anderen Seite: Selbstüberschätzung, Tendenzen zum

Größenwahn und die Überbewertung der eigenen Person. Ein mangelndes Selbstbewusstsein kommt übrigens gar nicht so selten vor. Es ist einer der am häufigsten genannten Veränderungswünsche meiner Patienten.

Schuldkonflikt: Der Schuldkonflikt gibt Hinweise darauf, wie Menschen in Konflikten mit anderen umgehen. Da gibt es solche, die die Ursachen immer bei sich selbst suchen, sich Vorwürfe machen oder sich gar bestrafen. Und dann gibt es andere, die immer nur das Gegenüber dafür verantwortlich machen, wenn irgendetwas nicht klappt oder es Streitigkeiten gibt, Menschen, die überhaupt keine Einsicht zeigen.

Ödipaler Konflikt: Dieser Konflikt bezieht sich auf die ödipale Phase, die wir im vorangegangenen Kapitel schon kennengelernt haben, und auch in diesem Fall stehen sich zwei Extreme gegenüber. Einerseits nämlich die Auslebung sexueller Wünsche, zum Beispiel in Form von gesteigertem Flirtverhalten, aufreizender Kleidung, Offenheit oder sexueller Experimentierfreudigkeit. Und auf der anderen Seite Hemmungen und Beklemmungen hinsichtlich sexueller Themen und Erotik bis hin zur Verdrängung dieser Bedürfnisse.

Identitätskonflikt: Die Suche nach der eigenen Identität ist ein Prozess, der im Grunde das ganze Leben andauern kann. Gegenüber stehen sich Unsicherheiten hinsichtlich der eigenen Person und die Identitätssicherheit auf der anderen Seite. Es ist eben gar nicht so einfach zu wissen, wer man ist.

Diese Liste soll zeigen, dass es sich bei allen Konflikten nicht um total abwegige Situationen handelt, die nur den anderen passieren. Genau genommen sind alle Konstellationen ziemlich menschlich, oder? Einmal durchgelesen, findet man vielleicht den einen oder anderen Punkt, in dem man sich ein bisschen wiedererkennt. Oder etwas, das man zumindest gut nachvollziehen kann.

Die Tiefenpsychologie hat für sich erkannt, dass so eine dauerhafte Zerrissenheit auf die Kosten der Psyche geht und es zu krankhaften Symptomen kommen kann. Nichts also mit psychisch Kranken, die total durchgedreht, ballaballa oder bekloppt sind. Vielmehr handelt es sich um unaufgeregte und ziemlich alltägliche Dinge, wie ich finde.

Dankbar können all jene sein, die sich psychisch gesund fühlen. Wer sich also *nur* mit dem Finanzamt, mit seinem Bruder oder den Lehrerinnen rumärgert, der kann sich glücklich schätzen, dass er nicht auch noch in seinem Inneren einen Wirbelsturm bekämpfen muss.

BINDUNGSTHEORIE – WARUM SICH MUSTER AUS DER KINDHEIT IN PARTNERSCHAFTEN WIEDERHOLEN

Ich habe meine Diplomarbeit damals – herrje, klingt das eingestaubt, na ja, vor einiger Zeit eben – über die Bindungstheorie geschrieben und immer, wenn dieses Thema zur Sprache kommt, fühle ich mich an die vielen Stunden in der Universität erinnert. Ich weiß noch genau, wie ich in der riesigen Bibliothek verzweifelt nach verborgenen Büchern gesucht, den langsamen Kopierer verflucht und mich in kryptischen Fachtexten verloren habe. Der traurige Höhepunkt meines Tages war das tägliche Mittagessen in der Mensa und das allein zeigt schon, wie trist diese Zeit ausgesehen hat. Damals hätte ich also im Leben nicht gedacht, dass ich Jahre später wieder an einem Text zu diesem Thema brüten würde. Freiwillig auch noch.

Die Bindungstheorie ist Teil der psychodynamischen Verfahren und John Bowlby ist der Name, den man sich in diesem Zusammenhang gut merken sollte. Der studierte Mediziner widmete sich Anfang der Vierzigerjahre nicht ganz ohne Hintergedanken der Bedeutung der frühen Beziehung zwischen Mutter und Kind. Bowlby selbst hatte ein distanziertes Verhältnis zu seiner Mutter und wurde überwiegend durch Angestellte betreut.[21]

In einer seiner Forschungsarbeiten für die Weltgesundheitsorganisation konnte er aufzeigen, dass die mangelnde Fürsorge und emotionale Zuwendung durch das Pflegepersonal in europäischen Waisenhäusern der Nachkriegszeit teilweise zum Tod der Schützlinge führte.[22] Daraus folgernd sprach er der emotionalen Versorgung einen großen Stellenwert zu.

Bowlby forschte in einer Zeit, in der man noch nicht allzu viel über die Fähigkeiten eines Säuglings wusste. Damals dachte man, man müsse das Kind auch mal richtig brüllen lassen, damit sich die Lungen weiten, und dass man nicht immer sofort springen sollte, wenn das Baby einmal schreit. Man nahm an, dass der Säugling ein ziemlich passives Wesen sei, und man war sich nicht sicher, ob und was er überhaupt von seiner Umwelt mitbekommt. Das änderte sich glücklicherweise, nachdem man anfing, dies genauer zu untersuchen.

INFO

In den Fünfzigerjahren führte Harry Harlow mehrere Untersuchungen mit kleinen Rhesusaffen durch. Er trennte sie von ihrer Mutter und bot ihnen stattdessen zwei »Ersatzmütter« an. Bei der einen handelte es sich um ein milchspendendes Drahtgestellt, die andere Attrappe verfügte über ein Gesicht und war mit Handtüchern etwas kuscheliger ausgestattet. Zusammenfassend hielten sich die armen Äffchen überwiegend bei der mutterähnlichen, flauschigeren Figur auf und suchten das einfache Drahtgestell nur zur Nahrungsaufnahme auf. Essen allein ist eben nicht alles.

In der Bindungstheorie nach Bowlby geht es darum, wie schnell und stimmig die Bedürfnisse des Säuglings von der (männlichen oder weiblichen) Bindungsperson befriedigt werden. Bowlby nennt das feinfühliges Verhalten: Es ist die Kunst, sich auf den Säugling einzulassen, auch ohne Sprache zu erkennen, was er gerade braucht, um diesem Verlangen im zweiten Schritt nachzugehen. Vor allen Dingen auf die, wie er es nennt, prompte Bedürfnisbefriedigung komme es an. Also stillen, wenn das Baby Hunger hat, kuscheln, wenn es Zuwendung braucht.[23] Es handelt sich dabei um eine intuitive Angelegenheit: wie man das Kind hält, wie man mit ihm kommuniziert (der typische Elternsingsang), welche Stimmung zwischen beiden entsteht. Da hilft dann auch ein Elternratgeber wenig weiter.

Diese Bindung zwischen Mutter und Kind dient als inneres Arbeitsmodell. Das Kind speichert Informationen darüber fest ab. Es bemerkt: »Wenn ich Angst habe und weine, dann bekomme ich sofort Unterstützung und werde von meiner Mama getröstet.« Es hat viel damit zu tun, ob sich das Kind in seinen Belangen gesehen fühlt, ob jemand da ist und es wahrnimmt. Danach entwickelt sich eine Art Schubladendenken für die einzelnen Beziehungen. Wir sagen dazu Bindungsrepräsentanzen. Die dort gespeicherten Informationen überdauern viele Jahre und schlagen sich auch in neuen Beziehungen nieder.[24] Wenn es der Bezugsperson nicht gelingt, in diesem Sinne auf das Kind einzugehen, ist die Entwicklung einer sicheren Bindung gefährdet. Und das kann sich dann auch auf spätere Beziehungen im Leben des Kindes auswirken, sogar noch im Erwachsenenalter. Außerdem ist eine unsichere Bindung ein Faktor, der die Entstehung psychischer Krankheiten fördern kann. Aber, und das ist die gute Nachricht, Bindungsmuster sind veränderbar.

Bindung ist nicht gleich Bindung und um die Qualität der Mutter-Kind-Beziehung zu messen und Unterschiede aufzuzeigen, hat die Entwicklungspsychologin Mary Ainsworth in den Siebzigerjahren den sehr bekannten Fremde-Situation-Test konstruiert. Es handelt sich dabei um eine feste Abfolge von Trennungs- und Wiedervereinigungsszenen, in denen das Kleinkind beobachtet wird, während seine Mutter den Untersuchungsraum verlässt. Das Verhalten des Kindes wird dann in eine der folgenden vier Kategorien aufgeteilt.

Sicher gebundene Kinder rufen nach der Mutter und suchen sie, wenn sie nicht im Raum ist. Dabei weinen sie und erscheinen gestresst. Bei ihrer Wiederankunft kann man ihnen die Freude und Erleichterung ansehen. Es ist ein Verhalten, das man so auch erwarten würde, demnach also der Normalzustand und eine optimale Bedingung für die weitere Entwicklung. Erwachsene, die sicher gebunden aufgewachsen sind, erlebten ihre Kindheit meist als behütet und beschreiben eine gute Beziehung zu ihren Eltern. Sie berichten davon, in Krisen Unterstützung erhalten zu haben. In der Regel verfügen sie über einen guten Zugang zu den eigenen Gefühlen und können meist spüren und benennen, wie es ihnen gerade geht. In Beziehungen beziehungsweise Partnerschaften zeigen sie sich verfügbar, können über ihre Empfindungen offen sprechen und sich an unterschiedliche Situationen anpassen. Eine sichere Bindung ist, wie wir einige Seiten vorher schon erfahren haben, ein Schutzschild, der vor psychischer Krankheit schützen kann (ein Resilienzfaktor).

Kinder mit unsicher-vermeidender Bindungsstruktur stellen eine weitere Kategorie dar. Sie reagieren in der Untersuchungssituation wenig, wenn die Mutter den Raum verlässt. Auch wenn die Mutter zurückkommt, zeigen sie sich eher verhalten bis ablehnend. In Untersuchungen wies man ihnen dennoch einen enormen Stresspegel nach. Später, also im Erwachsenenalter, zeigen sich diese Menschen in ihren Beziehungen wenig reflektionsfähig. Der Zugang zu den eigenen Gefühlen ist eingeschränkt, was sich wiederum negativ auf die Qualität der Beziehung zum Partner auswirken kann.

Unsicher-ambivalent gebundene Kinder zeigen sich in der Trennungssituation massiv gestresst und hilflos. Auch bei Ankunft der Mutter können sie nur schwer beruhigt werden. Ihr Verhalten ist ambivalent: Einerseits suchen sie den Körperkontakt, auf der anderen Seite zeigen sie aggressives Verhalten, zum Beispiel indem sie nach der Mutter schlagen oder treten. Noch lange nach der Volljährigkeit kann diesen Menschen die Ablösung von der Mutter schwerfallen, weil die Beziehung zu ihr auf Unsicherheiten und auf wackligem Fundament gebaut ist. Diese Geister der Vergangenheit können sich, wie in den vorangehenden Fällen, auch im Hier und Jetzt und in neuen Beziehungen niederschlagen.

Kinder mit desorganisiertem Bindungsverhalten stellen die letzte Gruppe dieser Aufzählung dar. Häufig wurden Betroffene in der frühen Kindheit Traumatisierungen und massiven Ängsten ausgesetzt. Beziehung wurde als etwas Bedrohliches wahrgenommen. Dementsprechend schwierig gestaltet sich auch das Miteinander im Erwachsenenalter. Partnerschaften sind von Misstrauen geprägt und erweisen sich als sehr fragil.[25]

Natürlich gibt es immer nachvollziehbare Gründe für das Verhalten einer Mutter, das sich wiederum in der Bindungsstruktur niederschlagen kann. Ich habe eine Freundin, die im Umgang mit ihrem Baby zunächst sehr entspannt war, bis dieses von jetzt auf gleich vorübergehend aufhörte zu atmen und die Lippen blau anliefen. Da war meine Freundin natürlich in großer Panik, der Notarzt kam und alle waren außer sich vor Sorge. Am Ende ging Gott sei Dank alles gut aus. Aber ab dann war von der ursprünglichen Gelassenheit im Umgang mit der Kleinen natürlich nicht mehr viel übrig. Ziemlich logisch, dass eine Mutter im weiteren Verlauf mehr »klammert« oder in

Sorge ist. Deswegen sind die Schilderungen dieser Zeit für uns Therapeuten wertvolle Informationen.

Die Geburt des eigenen Kindes und die Begleitung durch seine Entwicklungsphasen kann außerdem immer (verdrängte) traumatische Erinnerungen an die eigene Kindheit wachrütteln.[26]

Hui, dieses ganze Wissen über die Bedeutung der Bindung und ihre Konsequenzen ist für uns Therapeutinnen im, wie man so schön sagt, gebärfähigen Alter Fluch und Segen zugleich. Jede Mutter will natürlich nur das Beste für ihr Kind, aber der fachliche Background hilft uns in diesem Fall, wie ich finde, nicht wirklich weiter. Im Gegenteil: Vielleicht wird durch dieses Wissen alles nur noch verkopfter, komplizierter und krampfiger. Eine befreundete Kollegin, die gerade ihr erstes Kind erwartet, hat mich in diesem Zusammenhang schon augenzwinkernd vorgewarnt: »Schaut uns dann bloß nicht mit diesem analysierenden Fachblick an, sonst lade ich euch nicht mehr ein, bis das Kleine aus dem Gröbsten raus ist.«

WIE SICH VERHALTENSTHERAPEUTEN DIE PSYCHE VORSTELLEN

Ich schätze, das Besteck lag zehn Jahre lang in der Schublade über dem Schrank mit den Töpfen, bis meine Mutter irgendwann beschloss, die Küche von Grund auf umzuräumen und vieles auszusortieren. Das war der Tag, an dem auch das Besteck umzog. Zwei Schubladen weiter. Man sollte meinen, dass sich diese Information mit Leichtigkeit in meinem Hirn hätte abspeichern lassen können, aber weit gefehlt! Unzählige Male habe ich intuitiv wieder und wieder die ursprüngliche Schublade geöffnet, um mich dann über mich selbst zu ärgern. Keine Gabeln. Dabei wusste ich es doch eigentlich besser. Aber so eine Neuprogrammierung dauert offenbar seine Zeit. In meinem Fall Wochen, sogar Monate. Da fängt man irgendwann an, an sich selbst zu zweifeln. Bis, ja bis es dann am Ende doch noch zu einem Umlernen kommt. Zum Glück ist Verhalten veränderbar und kann neu gelernt werden, will man den Verhaltenstherapeuten Glauben schenken.

Die Verhaltenstherapie (kurz: VT) ist viel greifbarer als die psychodynamischen Verfahren und wissenschaftlich gut belegt. Nun ist auch endlich etwas für die pragmatisch orientierten Leser dabei. Für diejenigen, die etwas Handfestes brauchen und mit Spekulationen nicht so viel anfangen können. Für im Hier-und-Jetzt-Bleiber, die keine Lust haben, über eine Zeit zu sprechen, die viele Jahre hinter ihnen liegt.

Angefangen hat alles zu Beginn des 20. Jahrhunderts mit verschiedenen Experimenten an Tieren. Die dabei gewonnenen Erkenntnisse wurden auf den Menschen übertragen. Die Verhaltenstherapie hat daher keinen Gründungsvater im engeren Sinn, dafür aber viele Beteiligte, die ihr Wissen und ihre Arbeiten beisteuern konnten, darunter Pawlow, Skinner und Watson.[27]

Die Psyche entwickelt sich nach Annahme der Verhaltenstherapeuten aus der individuellen Lerngeschichte heraus. Im Kern geht es dabei um das Verhalten. Verhalten? Mich hat der Begriff zunächst irritiert, weil er umgangssprachlich eingeschränkter verwendet wird. In diesem Fall ist er erweitert worden und umfasst ebenso körperliche Reaktionen, Denkprozesse und Gefühle.[28] Die Verhaltenstherapeuten teilen Verhalten in zwei Kategorien auf: Es gibt funktionales Verhalten, also zielführendes und sinnvolles, und es gibt dysfunktionales Verhalten, das eben genau das Gegenteil darstellt und auch psychische Erkrankungen umfasst.

Therapeutische Maßnahmen der Verhaltenstherapie setzen direkt an den Symptomen im Hier und Heute an. Es geht weniger um die Ursachen, sondern viel eher darum, die lästigen Beschwerden möglichst schnell wieder loszuwerden. Ziel ist es, die Fehlfunktion zu verringern, um gleichzeitig adäquate Verhaltensstrategien beziehungsweise Ressourcen weiter auszubauen. Anders als bei den psychodynamischen Verfahren gehen die Verhaltenstherapeuten dabei sehr strukturiert vor. Für einzelne Störungsbilder gibt es Manuale, in denen konkrete Interventionen zur Behandlung vorgegeben werden.[29]

Die Sitzungen werden meist viel ausführlicher vorbereitet als bei vielen psychodynamischen Kollegen (das ist zumindest mein Gefühl).

Im Folgenden möchte ich verschiedene Theorien der Verhaltenstherapie etwas näher erläutern. Sie alle liefern Erklärungen dafür, wie Menschen ein bestimmtes Verhalten erlernen. Man nennt sie daher auch Lerntheorien.

DIE KLASSISCHE KONDITIONIERUNG

Bei der klassischen Konditionierung geht es um Reize. Genauer: um Reize, die eine Reaktion auslösen. Iwan Pawlow, Mediziner und Nobelpreisträger, wollte in seinen Experimenten nachweisen, dass man bestimmtes Verhalten mithilfe von Reizen gezielt auslösen kann. Dies versuchte er durch Experimente mit Hunden zu zeigen (bekannt unter dem Namen *Der Pawlowsche Hund).* Pawlow versuchte seinem Vierbeiner einen automatischen Speichelfluss anzutrainieren. Dazu benutzte er einen zunächst neutralen Reiz - eine Glocke - und immer, wenn er diese läutete, bekam der Hund etwas zu essen. Somit wurde der einst neutrale Reiz neu besetzt, weil der Hund ihn nun mit der Nahrungsaufnahme in Verbindung brachte. Nach mehreren Durchgängen löste allein der Glockenschlag den Speichelfluss aus, auch wenn gar keine Nahrung in der Nähe war.[30]

Mir fällt im Zusammenhang mit dieser Theorie immer ein oller Schenkelklopfer aus dem Studium ein: War dein Vater Pawlow oder warum läuft mir das Wasser im Mund zusammen, wenn ich dich sehe?

Nun aber genug gescherzt und zurück zur Theorie: Ein weiterer Versuch konnte die Erkenntnisse Pawlows unterstreichen. Watson und Rayner forschten dabei direkt am Menschen. Herhalten musste der neun Monate alte Albert. Ganz unbedarft hatte er zunächst keinerlei Ängste vor weißen Ratten. Es handelte sich folglich um einen neutralen Reiz. Als der Anblick der Nager von einem lauten Geräusch begleitet wurde, reagierte Klein-Albert nachvollziehbarerweise ängstlich. Bereits nach wenigen Wiederholungen hatte Albert gelernt, dass Angst und Ratte miteinander in Verbindungen stehen. Damit aber nicht genug; seine Ängste weiteten sich auch auf andere Felltiere wie beispielsweise Hunde aus. Sogar der Anblick eines Pelzmantels reichte, um Albert in Angst und Schrecken zu versetzen. Aus dem vormals unbesetzten Reiz wurde also ein konditionierter Reiz, der auch noch einen Monat nach dem Experiment weiter anhielt.[31]

Die Verhaltenstherapeuten vermuten, dass genau auf diesem Weg Angsterkrankungen und psychosomatische Erkrankungen entstehen könnten. Dem einen oder anderen mag die antrainierte Angst auch aus Prüfungssituationen geläufig sein. Nicht zuletzt setzt selbst die Werbeindustrie das Wissen über die klassische Konditionierung gezielt ein: Wem ist während eines Werbespots, der das zischende Öffnen einer Dose Cola zeigt, nicht schon mal das Wasser im Mund zusammengelaufen?[32]

DIE OPERANTE KONDITIONIERUNG – LERNEN AM ERFOLG

Die operante Konditionierung umfasst verschiedene Arten, wie Menschen durch Verstärkung von außen ihr Verhalten ändern. In der Elternberatung ist das eine häufig gestellte Frage: Sollte man ein Kind bei unerwünschtem Verhalten wie Brüllen oder Verweigern bei Wunschversagen bestrafen? Oder besser anbieten, dass es eine Belohnung bekommt, wenn es damit aufhört? Oder gar ignorieren? Der aufmerksame Leser wird die Antworten im Folgenden finden.

Die positive Verstärkung

Ich muss mich zum Schreiben oft motivieren. Bloggen beispielsweise ist so lange eine nette Sache, bis man bloggen *muss*. Dann ist es weniger lustig, vor allem am Wochenende. Damit das besser klappt, setze ich mir ein festes Ziel und wenn ich es erreicht habe, gibt es am Ende eine kleine Belohnung. So kann ich mich selbst ein bisschen überlisten und zu unangenehmen Arbeiten überreden. Das klappt - zumindest meistens.

In der Jugendhilfemaßnahme, in der ich einige Zeit gearbeitet habe, sind wir nach einem ähnlichen Prinzip vorgegangen. Kinder, die ihre Hausaufgaben fleißig erledigten, konnten jeden Mittwoch mit ins Schwimmbad fahren. Die Kinder, die erst einmal in einen Wutanfall ausbrachen, sich verweigerten oder herumtrödelten, mussten mit meinen Kollegen in der Einrichtung zurückbleiben, weil die Zeit nicht reichte, um auf alle Kinder zu warten. Das Mittwochsphänomen endete aber meistens so, dass wir mit der kompletten Mannschaft ausrücken konnten. Erstaunlicherweise war der Anreiz wohl so hoch, dass sich alle größte Mühe gaben, teilnehmen zu können.

Positive Verstärkung nennen die Verhaltenstherapeuten dieses Vorgehen, das erwünschtes Verhalten bestärken soll. Das soll sehr effektiv sein, denn man fand heraus, dass Menschen viel eher dazu bereit sind, ihr Verhalten zu ändern, wenn sie dafür etwas Gutes bekommen. Deswegen eignet sich die positive Verstärkung in der Kindererziehung meist besser als Bestrafungen - womit wir auch schon bei der zweiten Möglichkeit angekommen sind.

Die direkte Bestrafung

Im Grunde selbsterklärend, umfasst diese Kategorie Sanktionen oder negative Konsequenzen, die auf ein bestimmtes Verhalten folgen. Zum Beispiel indem die Mutter ihrem Sohn das Handy abnimmt, weil er, statt sein Zimmer aufzuräumen, schon wieder eine Runde an der Spielkonsole zockt.

Die negative Verstärkung

Dann gibt es noch die negative Verstärkung. Hierbei kommt es zu einem bestimmten Verhalten, um eine unangenehme Konsequenz zu umgehen. Zum Beispiel wenn Jonas immer fleißig seine Hausaufgaben erledigt und ausreichend für die Arbeiten lernt, damit er keine schlechten Noten bekommt. Die Verhaltenstherapeuten gehen davon aus, dass psychische Erkrankungen überwiegend auf diese Art entstehen, indem zum Beispiel durch Vermeidung ängstigende Situationen umgangen werden.[33]

Die indirekte Bestrafung

Zuletzt bleibt noch die indirekte Bestrafung, also der Wegfall einer angenehmen Konsequenz. Zum Beispiel wenn die Mutter androht, den Freund von Jonas für das Spiel am Nachmittag auszuladen, wenn er nicht rechtzeitig mit seinen Aufgaben fertig wird. Das erwünschte Verhalten (Aufgaben erledigen) verstärkt sich dadurch, dass Jonas die negativen Konsequenzen (Absage an seinen Freund) umgehen will.[34]

SOZIALES LERNEN

Eine andere Möglichkeit, wie Menschen Verhalten erlernen können, ist das soziale Lernen oder auch Lernen am Modell beziehungsweise Vorbild (nach Bandura). Kinder beispielsweise lernen ganz prima voneinander, darunter sicherlich viele Dummheiten wie Schimpfwörter oder andere Flausen, aber eben auch ziemlich wichtige Dinge, die das Individuum voranbringen. Unter anderem deswegen ist der Kindergarten eine wichtige Institution, von der, wie ich finde, möglichst alle Kinder profitieren sollten (sofern die Personalverhältnisse auch vertretbar sind und ein gewisser fachlicher Standard geboten ist). Tatsächlich ist es ja so, dass man auch als erwachsener Mensch in einer Gruppe viel eher über sich hinauswächst. Ich hätte zum Beispiel nie gedacht, dass ich mich jemals in einem Kletterwald von Baum zu Baum schwingen würde. Aber der Gruppendruck und das mutige Voranschreiten meiner Freundin haben es möglich gemacht. Was ein großartiges Erlebnis war.

KOGNITIVES LERNEN

Kognitives Lernen wird auch Lernen durch Einsicht genannt. Um es in Sprichwörtern auszudrücken: Wenn der Groschen gefallen ist oder einem ein Licht aufgeht. Mit einem frischen Blick auf das Problem wird die Sicht darauf verändert. Deswegen wird dieses Vorgehen auch gedankliche oder kognitive Umstrukturierung genannt.

WIE DER VERHALTENSTHERAPEUT ARBEITET

Ein beliebtes Arbeitsinstrument des Verhaltenstherapeuten ist die Verhaltensanalyse. Sie soll das (unerwünschte) Verhalten genauer beleuchten. Das geschieht anhand des sogenannten S-O-R-K-C-Schemas.

- S steht für die Situation, in der das Verhalten vorkommt.
- O für den Organismus, also die Person, um die es geht.
- R steht für die Reaktion auf den unterschiedlichen Verhaltensebenen, einschließlich der körperlichen Reaktionen (zum Beispiel Zittern, Atembeschwerden, Ängste etc.).
- K steht für Kontingenz beziehungsweise für Kontingenzverhältnis
- Zuletzt folgt C für Konsequenz.

Auf Grundlage dieser Analyse werden der Therapieverlauf geplant und das Ziel der Zusammenarbeit definiert.

Verhaltenstherapeuten arbeiten mit unterschiedlichen Techniken der Gesprächsführung, um alte Denkmuster zu durchbrechen und zum Umdenken anzuregen. Mit verschiedenen Konfrontationsverfahren können sie ihre Patienten in eine Angstsituation begleiten, um dabei Hilfestellung zu geben. Und dann gibt es noch viele weitere Methoden wie Entspannungsverfahren, Biofeedback, Rollenspiele oder Methoden zur

Steigerung der Selbstfürsorge. Wie bereits beschrieben, haben einzelne Störungsbilder Manuale, nach denen eine Behandlung erfolgen kann. Das finden manche Patienten prima, weil sie Arbeitsblätter mit nach Hause nehmen können und somit einen handfesten Nachweis darüber haben, was sie in der Stunde gemacht haben. Andere dagegen sträuben sich gegen die Vorstellung, »nach Handbuch« behandelt zu werden.

PSYCHISCHE STÖRUNGEN WERDEN ALS FALSCHES VERHALTEN ANGESEHEN

Verhaltenstherapeutisches Wissen kann man ganz wunderbar in seinen Alltag integrieren: im Hundetraining, in der Kindererziehung, um sich selbst oder andere zu motivieren oder umgekehrt, um sich oder das Gegenüber (wie in der Werbung) zu manipulieren. Davon abgesehen gefällt mir der Ansatz, psychische Störungen nicht als Krankheit oder Schwäche zu sehen, sondern schlicht als unangemessenes beziehungsweise falsches Verhalten. Das ist eine Sicht, die sicherlich sehr entlastend und hilfreich für die Betroffenen sein kann. Und mit diesen Worten schließen wir die Erklärungsmodelle der therapeutischen Verfahren ab und schauen uns an, was die Medizin zu alldem sagt.

KÖRPER UND SEELE: WAS SAGT DIE MEDIZIN DAZU?

Ich höre gern Podcasts. Am allerliebsten Interviews, bei denen es neben einem Reporter nur einen Interviewpartner und außerdem ausreichend Zeit gibt, diesen kennenzulernen. Letztens, auf einer Bahnfahrt nach Berlin, habe ich genau solch einen Podcast angemacht. Zu Gast war eine Unternehmerin, die ihr Business mit ganz viel Engagement und harter Arbeit bis an die Spitze gebracht hat. Eine beeindruckende, tolle Frau. Jedenfalls komme ich auf das Interview zu sprechen, weil diese Dame neben ihrer Vergangenheit und der Vereinbarkeit zwischen Kind und Karriere auch über ihre Schlafstörungen sprach, unter denen sie seit einiger Zeit sehr leide. Sie habe schon einiges versucht, um einen Umgang damit zu finden, viele Untersuchungen hinter sich – aber weder konnte die Ursache gefunden, noch konnten die Symptome behoben werden. »Und was ist mit der Psyche?«, rief ich dazwischen, aber natürlich wurde ich nicht gehört. Schlussendlich kam sie zu der These, dass wohl am ehesten ihr Alter dafür verantwortlich sei (die Unternehmerin wurde Anfang der Siebzigerjahre geboren), dass sie nachts stundenlang wach liege. Der Moderator hatte dem nichts weiter hinzuzufügen, weswegen man zum nächsten Thema überging. Mir wären da natürlich gleich eine ganze Menge typischer Psychotherapeuten-Fragen eingefallen: »An was denkst du dann, wenn du mitten in der Nacht wach liegst? Würdest du dein Leben als stressig bezeichnen? Hast du das Gefühl, immer alles unter Kontrolle haben zu müssen? In welchen Situationen kannst du auch mal loslassen?«

Nun will ich hier natürlich keine Ferndiagnosen stellen und wer weiß, ob und was in diesem Interview im Nachhinein alles gekürzt wurde. Dennoch finde ich es immer wieder erstaunlich, dass der Zusammenhang zwischen Körper und Psyche so wenig mitgedacht wird. Von Betroffenen in der gesamten Gesellschaft, aber auch von Ärzten. Da werden teure und aufwendige Untersuchungen gemacht und Patienten von Arzt zu Arzt überwiesen wie ein Pingpongball. Und es geht dabei viel Zeit ins Land.

Sicherlich verändern sich Schlafarchitektur und -rhythmus eines Menschen im Laufe seines Lebens.[35] Aber so eine Schlafstörung kann eben auch mit einer seelischen Belastung in Zusammenhang stehen. Deswegen will ich an dieser Stelle mal die Psyche sprechen lassen. Aus psychiatrischer Sicht kommt es zu einem Zusammenspiel verschiedener Komponenten. Viel Stress im Alltag führt beispielsweise dazu, dass der Mensch abends kaum zur Ruhe kommt. Von hundert auf null, das geht eben nicht wie auf Knopfdruck. Hinzu kommen vielleicht destruktive Gedanken, Grübeleien und Sorgen. Und dann spielen auch noch ungünstige Schlafbedingungen eine Rolle. Das kleine Nickerchen am Nachmittag, Alkohol- oder Nikotinkonsum. Die Konsequenzen einer als nicht erholsam erlebten Nacht sind Stimmungstiefs, verminderte Konzentrations- und Leistungsfähigkeit und – das ist besonders fies – eine Überbewertung des Schlafverhaltens. Ungünstigerweise fangen Betroffene schon lange vor dem Einschlafen an, sich darüber zu sorgen, ob sie in der Folgenacht besser schlafen können. Das erhöht wieder den Druck und hindert den Körper daran, loszulassen und zu entspannen. Ein Kreislauf, der jeden Abend wieder von vorn startet.[36]

Na ja, letztendlich bleiben eben noch sehr viele offene Fragen. In diesem Zusammenhang würde ich manchmal gern die Zeit ein bisschen vordrehen. Nicht, dass ich schneller altern will (um Gottes willen!), aber es interessiert mich schon heute, wie die Welt wohl in fünfzig Jahren aussieht. Mobiles Internet, Onlineshopping, Sprachnachrichten - was sich allein durch den technologischen Wandel in den letzten Jahren in unserem Leben verändert hat, ist doch kompletter Wahnsinn! Deswegen bin ich gespannt, was da noch so kommt. Wie aus dem Nichts gibt es plötzlich neue, bahnbrechende Erkenntnisse, die alles, was vorher da war, infrage stellen.

PSYCHISCHE ERKRANKUNGEN UND DIE MEDIZIN

Eine der sensationellsten Entdeckungen aus dem medizinischen Bereich wurde im Jahr 2000 mit dem Nobelpreis für Medizin belohnt. Dabei konnte der Gehirnforscher Dr. Eric Kandel nachweisen, dass die Synapsen im Gehirn all unsere Eindrücke und Gedanken abspeichern. Je stärker diese mit Emotionen besetzt sind, umso ausgeprägter werden die Verbindungen. Das gilt für positive Gedanken, aber leider auch für negative, wie zum Beispiel bei der Angststörung. Diese Erkenntnis ist daher für die therapeutische Behandlung nicht ganz uninteressant. Wer grübelt oder sich mit destruktiven Gedanken beschäftigt, baut damit eigenhändig die Pfade in Richtung Selbstschädigung aus. Und das ist keine so gute Idee.[37]

Kritikern der psychodynamischen Verfahren muss ich an dieser Stelle recht geben, dass die in die Jahre gekommenen therapeutischen Verfahren dieser Neuerung wenig Beachtung schenken. Einzig die Verhaltenstherapie, die weniger um die Symptome und deren Bedeutung kreist, dagegen viel schneller zum Verlassen der eingefahrenen Furchen anregt, kann im Zusammenhang mit den Forschungsergebnissen passende therapeutische Behandlungsmöglichkeiten anbieten. Ziel ist es demnach, möglichst schnell neue, positive synaptische Verbindungen entstehen zu lassen, um den Teufelskreis schleunigst zu verlassen. Einmal mehr ist es bedauerlich, dass Patienten hierzulande viel zu lange auf einen Therapieplatz warten müssen, sodass sich destruktive Verbindungen bereits über längere Zeit verfestigten können.[38]

Aber bleiben wir an dieser Stelle in der Welt der Medizin. Es gibt Ärzte, die die Ursachen für psychische Erkrankungen im Körper suchen. Mit Hirnscans und Blutbild wollen sie depressiven Störungen auf den Grund gehen. Weil Glückshormone wie Dopamin und Serotonin im Gehirn produziert werden, vermuten sie, dass dort auch der Ursprung für die Entstehung von Depressionen und anderen Erkrankungen liegen könnte. Und tatsächlich konnte herausgefunden werden, dass Depressive unter einem Mangel des Gute-Laune-Machers Serotonin leiden. Ungeklärt bleibt allerdings, ob dies die Folge oder aber der Auslöser der Erkrankung ist (die bekannte Henne-Ei-Problematik).

Wieder andere Studien sehen einen Zusammenhang zwischen Entzündungen im Körper und depressiven Phasen. Bei einigen Patienten konnte nämlich unter der Einnahme von Entzündungshemmern und Antibiotika ein vollständiger Rückgang der psychischen Symptome beobachtet werden. Eine Medikamenteneinnahme kann sich umgekehrt aber auch auf die psychische Verfassung eines Menschen auswirken. Die Zufuhr von Antibiotika beispielsweise kann (in seltenen Fällen) Psychosen auslösen, die sogenannte »Pille danach« in depressive Episoden befördern.

Die Medizin lässt sich also nicht bitten und bietet verschiedene Erklärungsansätze an. Eine eindeutige, allgemeingültige Antwort gibt es aber nicht.[39] Wenn dem so wäre, glaubt mir, dann hätte ich es als Erste gemerkt. Denn dahinter steckt sicherlich auch ein nicht zu vernachlässigendes wirtschaftliches Interesse. Keine Krankenkasse der Welt zahlt weiter für Psychotherapien, wenn die Medizin viel effektivere Behandlungsmöglichkeiten liefert und die Ursachen eindeutig im Körperlichen nachgewiesen werden können. Dann wäre ich wahrscheinlich arbeitslos und die Pharmaindustrie würde vergnügt in die Hände klatschen. Etwa 17,8 Millionen Menschen sind laut der Deutschen Gesellschaft für Psychiatrie und Psychotherapie, Psychosomatik und Nervenheilkunde (DGPPN) jährlich von psychischer Krankheit betroffen (Stand 2017).[40] Das Geschäft mit psychisch Kranken ist also riesig und der Wunsch nach Genesung so groß, dass Betroffene nach einem langen Leidensweg zu vielem bereit sind.

EIN ZUSAMMENSPIEL ZWISCHEN KÖRPER UND SEELE

Mir fallen zahlreiche Beispiele für das Zusammenspiel zwischen Körper und Psyche ein. Ich erinnere mich noch gut an eine Zeit Anfang 2016, als ich sowohl beruflich als auch privat ziemlich viel um die Ohren hatte. Von jetzt auf gleich lag ich mit Fieber für fast zwei Wochen im Bett. Ich glaube, ich habe in meinem Leben noch nie so viele Stunden am Stück geschlafen. Wahrscheinlich hat sich mein Körper auf diese Weise zur Entspannung gezwungen. Alle vorherigen Signale der Erschöpfung hatte ich versucht zu überhören, weil ich mir keine Auszeit gönnen wollte (oder anders: Ich dachte, ich könnte mir keine nehmen). Es ist nicht so selten, dass der Körper bei Stress Alarm schlägt. Meist nehmen wir gar nicht bewusst wahr, dass wir total unter Druck stehen. Irgendwann meldet sich aber der Körper zu Wort. Zum Beispiel indem er über das sympathische Nervensystem den Fight-or-Flight-Modus anwirft. Dann tauchen ganz unterschiedliche Stresssymptome auf.

Es ist egal, welchen Facharzt man aufsucht, um nach körperlichen Konsequenzen von Stress zu fragen, immer wird es eine Antwort geben: Der Gynäkologe wird sagen, dass sich Stress negativ auf den Zyklus auswirken kann. Der Hautarzt sieht einen Zusammenhang mit dem Hautbild. Der Zahnarzt vermutet, das Zähneknirschen eine Folge davon sein kann. Ja, sogar der Frisör wird sagen, dass Stress Einfluss auf die Schuppenbildung haben könnte. Außerdem kann Dauerstress bekanntermaßen den Blutdruck und die Cholesterinwerte in die Höhe treiben oder für Migräne und Rückenschmerzen sorgen.

Aber es geht noch weiter: Das Weißkittelsyndrom ist ein anderes Beispiel, das mir hinsichtlich des Zusammenspiels von Körper und Psyche einfällt. Bei betroffenen Personen steigt der Blutdruck vor Aufregung und Anspannung an, wenn sie eine Arztpraxis betreten. Das kann natürlich fatal enden, wenn der Experte das Symptom falsch deutet und eine blutdrucksenkende Dauermedikation verabreicht. Meist legt sich der erhöhte Blutdruck nämlich ohne Medikamente, wenn sich der Patient wieder in seinem gewohnten häuslichen Umfeld befindet.

Und dann gibt es natürlich noch die zyklusbedingten Stimmungsschwankungen. Reicht es denn nicht, dass wir Frauen unter körperlichen Schmerzen während der Periode leiden? Muss es denn auch noch diese Gefühlsachterbahn sein? Von tieftraurig zu heiter bis überglücklich – ich habe das ganze Repertoire schon innerhalb von fünf Minuten abgespielt. Es ist daher wichtig, seinen Körper und dessen Rhythmus gut kennenzulernen, damit man dieses Emotionschaos einordnen kann.

Es gibt aber auch den umgekehrten Fall, wenn sich aus einer körperlichen Erkrankung eine psychische entwickelt. Besonders dann, wenn ein Mensch sehr eingeschränkt ist, sein Leben gefährdet oder andere bedrohliche Momente im Zusammenhang mit seinem Körper erlebt hat, birgt das Potenzial für die Entstehung von Depressionen oder Angsterkrankungen.

Viele Patienten, die an einer Krebserkrankung leiden, berichten auch von einer massiven psychischen Belastung. Wer dann psychotherapeutische Hilfe sucht, wird möglicherweise erst mal allein auskommen müssen. In Deutschland beträgt die Wartezeit auf einen Therapieplatz (Stand 2017) im Durchschnitt 19 Wochen.[41]

INFO

Ein Thema, das mir sehr am Herzen liegt, ist die Aufklärung über postpartale Depressionen. Es ist eine Krankheit, die nach der Geburt eines Kindes auftreten kann und unter der vor allem Mütter, aber ebenso Väter leiden können. Auch Stars wie Gwyneth Paltrow, Adele und Victoria Beckham. Wunschkind hin oder her. Das Spektrum der Erkrankung erstreckt sich vom leichten Babyblues bis hin zur knallharten Depression mit, in seltenen Fällen, sogar psychotischen Zügen.

Ein neuer Erdenbürger, ein neues Teammitglied, das ist ein Wunder, auf das sich auch die Betroffenen nicht selten neun Monate oder sogar noch länger gefreut haben. Dass nach der Geburt tatsächlich alles anders kommen könnte, damit rechnet aber keiner. Statt sich über grenzenlose Liebe und das große Glück zu freuen, leiden die Betroffenen unter innerer Leere, Traurigkeit, Stimmungsschwankungen oder Antriebslosigkeit. Muttergefühle stellen sich auch nicht ein, stattdessen vielleicht Wut, Ablehnung oder einfach vollkommene Gleichgültigkeit.

Eine postpartale Depression ist eine Erkrankung. Betroffene sind keine schlechten Eltern, sondern erkrankt. Psychisch. Die Elternschaft ist eine herausfordernde Situation und diese können bekanntlich Nährboden für psychische Störungen bieten. Eine traumatische Entbindung, hormonelle Schwankungen, der erschöpfte und schmerzende Körper, der Schlafentzug, die veränderte Paarbeziehung, dauerhafte Fremdbestimmung, die stetige Verfügbarkeit oder die erheblichen Einschränkungen in der Lebensführung und in der beruflichen Karriere sind nur ein paar Faktoren, die für ein psychisches Ungleichgewicht sorgen und die offen gesagt, so ehrlich wollen wir schon mal sein, auch die Schattenseiten des Kindeskriegens darstellen.

Eine schnelle therapeutische Versorgung ist daher enorm wichtig. In diesem Fall sogar doppelt: im Sinne einer Genesung der Mutter, aber auch im Hinblick auf die Psyche des Kindes. Wir haben ja schon an anderer Stelle gelernt, wie bedeutsam die frühen Jahre für die Entwicklung eines Kindes sind. Daneben wünsche ich mir mehr Aufklärung in der Bevölkerung, damit die Krankheit von Freunden, Partnern, der Hebamme, dem Kinderarzt und Bekannten besser und schneller gesehen wird. Manchmal erkennen die Betroffenen die eigene Situation nicht, das Hilfeholen kostet zu viel Kraft oder ist zu sehr mit Scham behaftet.

(K)EIN FAZIT

Ja, was denn nun? Entstehen psychische Erkrankungen jetzt durch Konflikte? Handelt es sich einfach *nur* um falsches Verhalten? Oder liegt die Ursache an einem Ungleichgewicht in unserem Hirn? An Entzündungen im Körper? Ehrlich gesagt kann ich euch keine eindeutige Antwort darauf geben.[42] Jetzt noch nicht. Vielleicht aber in fünfzig Jahren.

Was ich aber sagen kann, ist, dass ich das Gefühl habe, durch meine therapeutische Arbeit in den Menschen etwas bewegen zu können. Dass es guttut, Raum und Zeit für Gefühle zu haben. Dass man Seelenmüll manchmal bei jemandem abladen sollte, ohne sich dabei schlecht fühlen zu müssen. Dass Gespräche bei einem Therapeuten etwas beziehungsweise uns verändern können. Deswegen finde ich persönlich, dass wir alle davon profitieren können. Auch ohne psychische Erkrankung.

TEIL II

DIE KRANKE PSYCHE

Ich kannte einmal einen Autisten ziemlich gut, weil wir uns eine Zeit lang regelmäßig zu therapeutischen Gesprächen trafen. Er war sehr klug und es machte mir Freude, mich mit ihm über das Leben und seine Sicht auf die Dinge zu unterhalten. Er wusste über unser Planetensystem Bescheid, über Eisenbahnen und Briefmarken. Ich habe viel von ihm gelernt, auch darüber, dass Krankheit und Gesundheit etwas sehr Individuelles sein können. Mein kleiner Patient nämlich fühlte sich so, wie er war, genau richtig. Obwohl er zugegebenermaßen für das Umfeld auf den ersten Blick ziemlich bizarr wirkte. Und genau darüber wurde er sehr wütend, wenn ihm Lehrer oder Mitschüler einreden wollten, dass mit ihm etwas nicht in Ordnung sei. Zwar räumte er ein, sich lieber mit dem Universum und dem Betätigen der Schranke seiner Modelleisenbahn zu beschäftigen, statt andere Menschen zu treffen, aber das bereitete ihm nun mal große Freude. Was also sollte daran bitte schön krank sein? Und wer bin ich, dass ich über ihn urteilen will?

Aber so funktioniert das Gesundheitssystem in Deutschland nun einmal. Die Leistungen eines Behandlers können nur dann mit der Krankenkasse abgerechnet werden, wenn es auch eine Diagnose gibt. Oder zumindest den Verdacht auf eine Erkrankung (an den Überweisungen erkennbar unter der Abkürzung V. oder V. a.). In der Psychiatrie und Psychotherapie wird also nicht protektiv beziehungsweise vorbeugend gearbeitet, sondern immer nur dann, wenn es eigentlich schon zu spät ist. Für die Psyche gibt es dementsprechend auch keine Vorsorgeuntersuchungen und keine Routinekontrollen. Ein Punkt, den wir vielleicht mal überdenken sollten.

Natürlich sind Maßnahmen zur Unterstützung der psychischen Gesundheit ein Kostenpunkt. Aber allein der wirtschaftliche Schaden, der durch die Folgen psychischer Krankheiten verursacht wird, ist immens. Und damit meine ich nicht mal die Behandlungskosten. Seelische Erkrankungen stehen als Grund für Arbeitsunfähigkeit nach den Muskel-Skelett-Erkrankungen (wie Bandscheibenvorfällen oder »Rücken«) auf dem zweiten Platz.[43] Nach Angaben des AOK Bundesverbandes (2017) nahmen Krankheitstage, die auf psychische Erkrankungen zurückzuführen sind, unter den AOK-Versicherten in den letzten zehn Jahren um 79 Prozent zu.[44] Da soll doch mal einer sagen, es lohne sich nicht, in den Ausbau der mentalen Gesundheit zu investieren. Schlaue Unternehmen haben das erkannt und die Gesundheitsförderung ihrer Mitarbeiter zum Gegenstand der Firmenpolitik gemacht. Sie versuchen, ihren Angestellten Flexibilität und Vertrauen entgegenzubringen, die Vereinbarkeit zwischen Familie und Karriere zu erleichtern, bieten Entspannungskurse an oder bezuschussen eine Vereinsanbindung. Ein schöner Anfang.

Aber zurück zum eigentlichen Thema: Die Suche nach der richtigen Diagnose ist eine schwierige, weitreichende und verantwortungsvolle Aufgabe. Einmal in der Krankenakte notiert, kann sie noch viele Jahre später Auswirkungen auf den weiteren beruflichen und privaten Werdegang eines Menschen haben. Dazu später mehr.

DIAGNOSTIK UND DIAGNOSE

Einer meiner Ausbildungsleiter hat immer wieder gepredigt: »Vor jede Diagnose hat der liebe Gott eine gründliche psychologische Diagnostik gesetzt.« Sie soll dabei helfen, den Patienten besser einschätzen zu können, und setzt sich aus verschiedenen Bestandteilen zusammen. Ein IQ-Test kann zum Beispiel Auskunft über die kognitive Befähigung oder Hinweise auf Störungen der Verarbeitungsgeschwindigkeit geben, aber zum Beispiel auch auf Über- oder Unterforderungen in der Schule als eine Ursache für Konzentrationsschwierigkeiten im Unterricht hinweisen. Ein anderer Teil der Diagnostik sind die sogenannten projektiven Verfahren. Das sind Tests, die man nicht standardisiert auswerten kann und die sehr von der Interpretation des jeweiligen Behandlers abhängen. Ich mag sie dennoch gern, weil man darüber gut in den Kontakt kommen kann. Ziemlich bekannte Verfahren sind *Familie in Tieren* (wenn Kinder aufgefordert werden, ihre von einem Zauberer in Tiere verwandelte Familie zu malen) oder der ziemlich veraltete, aber relativ bekannte Rorschachtest (der mit den Farbklecksen und was man wohl darin sehen mag). Und dann gibt es noch verschiedene statistisch auswertbare Fragebögen, darunter auch viele zu den einzelnen Störungsbildern. Sie sollen dabei helfen, die Persönlichkeit des Patienten näher zu beleuchten und den Diagnoseverdacht zu erhärten.

In Deutschland orientieren wir uns bei der Diagnosevergabe an den Richtlinien des von der Weltgesundheitsorganisation herausgegebenen ICD[45] (International Statistical Classification of Diseases and Related Health Problems). In Amerika wird der sogenannte DSM genutzt (Diagnostic and Statistical Manual of Mental Disorders). Beide enthalten genaue Kriterien darüber, wann eine Diagnose zu vergeben ist und wann nicht. Eigentlich ein idiotensichereres

Verfahren, bei dem sogar angegeben ist, wie viele Symptome zutreffen müssen (und wie lange schon), um eine bestimmte Störung zu diagnostizieren. Ziemlich einfach, sollte man meinen. Aber nicht jeder von uns lässt sich nun mal in vorgefertigte Schubladen stecken.

GESUNDHEIT UND KRANKHEIT

Die Grenzen zwischen gesund und krank laufen wie Wasserfarben ineinander. Jede Erkrankung ist irgendwie einzigartig, weil die betroffenen Menschen alle unterschiedlich sind. Das macht die Sache für uns Behandler nicht immer einfach. In einigen Fällen ist das Symptombild eindeutig und das passende Krankheitsbild schnell gefunden. Aber es gibt auch die vielen anderen Fälle, in denen das nicht so ist. Manchmal werden die Kriterien für eine Erkrankung nie so richtig erfüllt, in anderen Fällen könnten andere Diagnosen ebenso gut passen. Deswegen finde ich es auch nicht besonders empfehlenswert, als Betroffener im Internet selbst auf die Suche nach einer Diagnose zu gehen. In den Kliniken sitzen Experten in den sogenannten Fallbesprechungen manchmal stundenlang zusammen, um darüber zu diskutieren, welche Erkrankung nun auf dem Arztbrief stehen soll. Dabei können die Meinungen schon mal weit auseinandergehen. Und selbst danach ist nicht auszuschließen, dass ein anderer Kollege wenig später kopfschüttelnd eine ganz andere Diagnose stellt. Ich kann also schon verstehen, warum manche Betroffenen dann verunsichert sind und fragen: Was habe ich denn nun?

Ich brauche die Diagnosen für meine Arbeit nicht. Wie angesprochen, finde ich es eher lästig, wenn ich mich damit beschäftigen muss. Am Ende spiegeln sie doch nie das wider, woran ich mit meinen Patienten arbeiten will. Wahr ist, dass man durch die Kategorisierung eine grobe Vorstellung davon bekommt, worum es in einem Fall gehen könnte. Aber kein Mensch ist nur eine Diagnose. Mich interessiert viel mehr, was der Einzelne in seinem Leben verändern will, die Themen, die er in die gemeinsamen Stunden mit einbringt. Aus Patientensicht wiederum habe ich es aber schon mehrfach erlebt, dass es entlastend wirken kann, wenn das schwammige Leiden nun endlich einen Namen hat. Dass man endlich einen Beweis dafür hat, dass man unter einer Krankheit leidet und sich das alles nicht nur einbildet. Vielleicht auch, dass man dagegen etwas tun kann. Und dass es noch andere Betroffene gibt.

Die Weltgesundheitsorganisation definiert Gesundheit als einen »Zustand des vollständigen körperlichen, geistigen und sozialen Wohlergehens« (auf wen das auch immer zutreffen mag). Es sei »nicht nur das Fehlen von Krankheit oder Gebrechen«.[46] Wenn ihr mich fragt, ist eine psychische Krankheit letztendlich eher etwas Subjektives. Wann und wie sehr ein Mensch leidet, entscheidet er selbst und das ist eben immer unterschiedlich. Muss man jemandem, der denkt, er sei psychisch vollkommen gesund, aufdrängen, dass man da aber anderer Meinung ist?

Nicht jedes Verhalten ist gleich krankhaft. Es darf uns auch einfach mal schlecht gehen, ohne dass dahinter gleich eine Erkrankung steckt. Weil das Wetter schlecht ist, weil man seine Tage bekommt, weil die Welt heute ungerecht ist. Kein

Mensch ist dauermotiviert und kein Mensch kann, wie von diesen Supergurus gepredigt, jeden Tag und immer und überall sein Bestes geben und das Maximale aus jeder Situation herausholen. Manchmal ist man eben einfach mal müde. Oder faul. Manche Kinder sind nun mal zappelig und temperamentvoll. Oder können sich nicht ganz so gut konzentrieren. Dann muss man mit ihnen auch nicht gleich zu einem Psychologen oder Therapeuten rennen. Und Medikamente brauchen sie dann auch nicht.

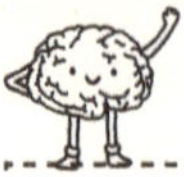

ÜBUNG

Abschließend fällt mir eine schöne Übung passend zum Thema ein. Ein Kollege hat sie in einer Mittagspause mit mir durchgeführt und weil sie ganz leicht umzusetzen ist, kann sie jeder, der will, schnell zu Hause nachmachen: Auf einem Blatt Papier wird eine Linie gezeichnet. Sie hat einen Anfangs- und einen Endpunkt. Einer davon heißt »Gesundheit«, der andere »Krankheit«. Was nun noch fehlt, ist ein Kreuz dazwischen. Das Kreuz, das aussagt, wo man sich gerade nach eigener Meinung auf dieser Linie befindet (bitte jetzt setzen).

Und weil wir jetzt sowieso bei einem neuen Kapitel angelangt sind, bleibt ein bisschen Zeit, um sich kurz über diese Übung und vielleicht auch mögliche Konsequenzen Gedanken zu machen. Was müsste passieren, damit das Kreuzchen ein bisschen näher in Richtung Gesundheit rückt?

Man beschäftigt sich leider viel zu selten mit so etwas Zentralem wie der eigenen körperlichen und seelischen Verfassung. Meistens erst, wenn es eigentlich schon zu spät ist. Und was dann?

WANN ZUM ARZT?

Dies ist ein Kapitel, das mir besonders wichtig ist. Zum einen möchte ich ein bisschen Klarheit schaffen: Was ist zu tun, wenn man psychisch krank ist? Wen sollte man dann aufsuchen? Und wie sieht es in einer Psychiatrie aus?

Ich möchte aber auch über Stigmatisierung sprechen, über endloses Warten auf professionelle Hilfe und darüber, dass eine Psychotherapie sogar ein Karrierekiller sein kann. Warum es für Therapieerfahrene außerdem schwierig werden dürfte, einen Bausparvertrag oder eine Berufsunfähigkeitsversicherung abzuschließen, das erfahrt ihr auf den folgenden Seiten.

Ein kleines Ziepen in der Nähe des Blindarms, wiederholte Kopfschmerzen oder ein fieser Husten – es ist nicht immer einfach, zu entscheiden, wann man den Weg zu einem Arzt antreten sollte. Abwarten und Tee trinken ist, wenn es um die Gesundheit geht, nicht immer die schlauste Idee. Das gilt ebenso für die Psyche. Zeit allein heilt überhaupt nicht alle Wunden und Gras wächst auch nicht über alles. Unbehandelte Traumatisierungen zum Beispiel können das ganze Leben lang weiter wüten, selbst wenn seit dem Vorfall bereits mehrere Jahre ins Land gegangen sind (zum Beispiel in Form von sogenannten Flashbacks).

Eine psychische Erkrankung kann sich mit der Zeit verschlimmern, entweder indem die Symptome stärker werden oder indem eine zweite Störung hinzukommt (wir sagen dazu Komorbidität). Außerdem kann sie die Entwicklung eines Menschen blockieren. Das ist besonders bei Kindern und

Jugendlichen fatal, weil sie unter Gleichaltrigen den Anschluss verlieren.

FALLBEISPIEL

Ich hatte mal einen fast volljährigen Patienten, der sich aufgrund einer depressiven Symptomatik mehr und mehr vom sozialen Leben zurückzog und den überwiegenden Teil seiner Freizeit zu Hause in seinem Bett verbrachte. Weil er nicht mehr schulpflichtig war, besuchte er auch den Unterricht nur sporadisch. In der Zwischenzeit zogen die Gleichaltrigen abends um die Häuser, hatten erste Liebeleien, bewältigten in der Gruppe die kleinen und großen Herausforderungen des Alltags und lösten sich gleichzeitig Schritt für Schritt von ihrem Elternhaus. Manche von ihnen machten gerade den Führerschein, andere probierten sich in Nebenjobs aus. Mein Patient dagegen saß zu Hause und spielte allenfalls ein PC-Spiel. Es liegt wohl auf der Hand, dass er mit der Zeit an einem ganz anderen Punkt stand als die anderen Jugendlichen in seinem Alter. Zu seiner depressiven Symptomatik kam also noch ein weiteres Problem hinzu und die Hürde, wieder am normalen Alltagsleben teilzunehmen, wurde nur noch größer.

ERSTE HINWEISE

Ein Hinweis auf ernsthafte psychische Probleme können Einschränkungen im täglichen Leben sein. Zum Beispiel wenn ein Mensch seiner Arbeit nicht mehr nachgehen kann, weil er keinen Antrieb mehr hat, um das Bett zu verlassen. Oder wenn Ängste verhindern, dass ein Schüler wie gewohnt mit der Bahn zur Schule fährt. Aber auch sozialer Rückzug, abgesagte Verabredungen und die Vernachlässigung von Hobbys können leise Anzeichen sein. Oft ist der erste Schritt besonders hart. Dann, wenn man erkennen muss, dass man nicht mehr so weitermachen kann wie bisher.

Ziemlich eindeutig wird es, wenn sich ein Mensch in einem psychischen Ausnahmezustand befindet oder wenn es zu einer akuten Selbst- oder Fremdgefährdung kommt. Dann sollte umgehend Hilfe gesucht werden.

Weil psychisches Leiden, im Gegensatz zu einem Beinbruch, unsichtbar ist und man es nicht immer auf Anhieb erkennen kann, spielt das subjektive Empfinden, wie bereits weiter oben angesprochen, eine große Rolle. Wir nennen es Leidensdruck, wenn sich Patienten durch die Symptome in ihrer Lebensfreude und -qualität eingeschränkt fühlen. Ist der Leidensdruck eines Patienten groß, dann ist oft auch die Bereitschaft zur Mitarbeit an der Therapie, im Fachjargon Compliance genannt, hoch. Addiert sich hierzu noch die Krankheitseinsicht (das heißt die eigene Erkenntnis darüber, dass man erkrankt ist), dann ist eine gute Basis für psychotherapeutisches Arbeiten geschaffen. Ich sage es meinen Patienten immer so: Nur wer etwas ändern will, bei dem ändert sich auch etwas.

Manchmal ist der Zeitpunkt einer Therapie aber einfach nicht der richtige. Dann lohnt es sich, vielleicht später einen neuen Versuch zu starten. Wir sagen dazu »eine Schleife drehen«. Damit meinen wir, dass der Patient erst noch eine Weile in seiner Symptomatik verweilen muss, bis der Leidensdruck so groß wird, dass er zu einer Mitarbeit bereit ist.

Zu guter Letzt sind bei der Einschätzung einer psychischen Erkrankung auch Hinweise von Freunden, Bekannten und anderen nahestehenden Personen hilfreich (die Fremdeinschätzung). Wenn Vertrauenspersonen Veränderungen beobachten, lohnt es sich, über den eigenen Schatten zu springen, um zu prüfen, ob sie mit ihren Bedenken recht haben. Manchmal hat einem ein Vogel auf den Kopf gemacht, aber man selbst kann es, ohne wohl gemeinte Hinweise von außen, gar nicht sehen. Das ist unter anderem bei Psychosen der Fall, wenn man den Bezug zur Realität verliert.

Die Wartezeiten bei Fachärzten sind lang. Deswegen ist es klug, früh genug anzurufen, um sich einen Termin zu reservieren. Der ist meistens sowieso erst in ein paar Wochen und sollte es zwischenzeitlich zu einer deutlichen Verbesserung kommen, kann man ja immer noch absagen. Zu früh kommen schadet übrigens nicht, später wird es unter Umständen schwieriger. Manche Störungen kann man anfangs ganz gut ambulant behandeln, in einem weiteren Stadium ergibt eine stationäre Therapie vielleicht mehr Sinn, weil sich die Symptomatik verschlimmert hat.

Sich Hilfe zu holen, heißt übrigens nicht zwangsweise, dass man eine Psychotherapie machen oder Psychopharmaka einnehmen muss. Manchmal reicht ein Gespräch mit einem Spezialisten, der die Situation einordnen und gegebenenfalls kleinere Ratschläge zu Interventionen mit auf den Weg geben kann. Allein das Aussprechen und ein offenes Ohr des Gegenübers können bereits entlastend sein. Es sind auch nicht immer wöchentliche Termine nötig, gegebenenfalls ist eine Verlaufsbegleitung in lockeren Abständen, ein Termin in einer Beratungsstelle oder der Besuch einer Selbsthilfegruppe indiziert. In anderen Fällen erscheint eine ambulante Therapie vielleicht aus Sicht des Behandlers unzureichend, weswegen er eine teilstationäre (der Patient geht abends wieder nach Hause) oder stationäre (der Patient bleibt über Nacht in der Klinik) Behandlung anrät. Diese Empfehlung ist nicht immer deckungsgleich mit der Erwartungshaltung der Patienten und viele tun sich schwer damit, sich für eine teilstationäre oder stationäre Behandlung zu entscheiden (unter anderem, weil dies manchmal mit einem längeren Ausfall auf der Arbeit verbunden ist). Das kann ich gut nachvollziehen. Wer geht schon gern in ein Krankenhaus? Und auf wen trifft man dort eigentlich?

DAS KLEINE WHO'S WHO – PSYCHIATER, PSYCHOLOGE UND CO.

In der Welt der Psychiatrie tummeln sich viele Berufsgruppen und die wenigsten Außenstehenden erreichen beim lustigen Beruferaten die volle Punktzahl, wenn man sie nach der genauen Unterscheidung fragt. Darf ein Psychologe Psychotherapie anbieten? Wo vereinbart man einen Termin, wenn man Informationen zu medikamentösen Behandlungsmöglichkeiten erhalten will? Und wer kann eigentlich eine Einweisung in eine psychiatrische Klinik ausstellen? Psychologe, Psychotherapeut und Psychiater – da kann man schon mal durcheinanderkommen. Dann wird aus der nichtärztlichen Psychotherapeutin auch schon mal die »Frau Doktor«. Eigentlich ist es aber gar nicht so schwer und deswegen kommt hier eine kleine Vorstellungsrunde.

DER PSYCHIATER

Der Psychiater heißt eigentlich Facharzt (kurz: FA) für Psychiatrie und Psychotherapie. Nach seinem Medizinstudium hat er noch einmal eine mehrjährige Weiterbildung gemacht. Er kann Medikamente verschreiben, Ein- und Überweisungen ausstellen und hat natürlich einen Überblick über alle somatischen (körperlichen) Krankheiten. Am besten kennt er sich aber in seinem eigenen Fachgebiet aus. Er kann seine Patienten medikamentös (mit Psychopharmaka) und therapeutisch behandeln. Die Karrierechancen für Psychiater sehen dank des Fachärztemangels richtig gut aus: Ob Oberarzt- oder Chefarztstelle oder doch die eigene Praxis – vieles ist denkbar.

DER NEUROLOGE

Der Neurologe ist ein Arzt, der sich auf das Nervensystem spezialisiert hat. Er konzentriert sich auf Krankheiten im Hirn und in den Nervenbahnen (zentrales und peripheres Nervensystem). Er kann, weil er ein Arzt ist, Medikamente verschreiben oder Ein- und Überweisungen ausstellen. Manchmal verschwimmen die Grenzen zwischen Psychiatrie und Neurologie. Deswegen müssen Neurologen in ihrer Ausbildung zum Facharzt auch ein sogenanntes Fremdjahr absolvieren. In dieser Zeit arbeiten sie in der Psychiatrie und im psychotherapeutischen Bereich.

DER PSYCHOSOMATIKER

Noch ein Arzt, der sich mit der Psyche beschäftigt - der Facharzt für Psychosomatik und Psychotherapie arbeitet an der Schnittstelle zwischen Seele und Körper (übersetzt nennt er sich Arzt für »Leib und Seele«)[47]. Im Vordergrund seiner Tätigkeit stehen körperliche Beschwerden, die in einer engen Wechselwirkung mit psychischen Faktoren gesehen werden. Dazu zählen neben chronischen Schmerzpatienten auch Menschen, die an Essstörungen oder psychosomatischen Erkrankungen wie Asthma oder Neurodermitis leiden (die sich bekanntlich bei einer Zunahme von Stress verschlimmern können). Aber auch körperliche Beschwerden, für die es keine medizinische Erklärung gibt, sind in der Psychosomatik gut aufgehoben. Ich hatte einmal einen Patienten, der angab, nicht mehr sehen zu können. Allerdings konnten die Ärzte bei all ihren Untersuchungen neben vielen Ausschlussdiagnosen keine Ursache für seine Beschwerden finden. Dann muss als letzter Erklärungsversuch meist die Psyche herhalten. In diesem Fall war die Vermutung aber nicht so verkehrt. So zeigte sich, dass der Patient traumatisierenden Vorfällen ausgesetzt war, vor denen, so unsere Hypothese, er sprichwörtlich versuchte die Augen zu verschließen.

DER PSYCHOLOGE

Der Psychologe hat, wie der Name schon verrät, Psychologie studiert. Er kennt sich aus mit der Entstehung und Diagnostik von psychischen Erkrankungen, mit der Persönlichkeitsentwicklung und er lernt ziemlich viel über Statistik. Man findet ihn in der Psychiatrie, aber auch in vielen anderen Arbeitsfeldern, in denen man ihn erst einmal gar nicht vermutet hätte, zum Beispiel bei der Personalauswahl, in der Werbebranche, in der Forschung, in Schulen, im Verkehrswesen und an vielen weiteren Stellen. Eine Psychotherapie kann der Psychologe dann anbieten, wenn er nach dem Studium die Ausbildung zum Psychotherapeuten gemacht hat. Medikamente kann er nicht verschreiben und Psychotherapeuten können das auch nicht.

DER PSYCHOTHERAPEUT

Die Psychotherapeutenausbildung steht vor einer Reform, aber bis diese endlich umgesetzt wird, bleibt es beim alten Stand: Der nichtärztliche Psychotherapeut hat ein abgeschlossenes Psychologiestudium oder er hat Pädagogik oder Soziale Arbeit studiert und in manchen Fällen auch Lehramt oder Erziehungswissenschaften (nämlich dann, wenn er mit Kindern und Jugendlichen arbeitet – aber das ist von Bundesland zu Bundesland verschieden). Danach hat er eine Ausbildung zum Kinder- und Jugendlichenpsychotherapeuten (KJP) oder zum Psychologischen Psychotherapeuten (PP) gemacht, die mit einer Approbation endet.

Sein Titel ist geschützt und darf nicht verändert oder von Nicht-Approbierten verwendet werden. Er arbeitet mit wissenschaftlich anerkannten Verfahren: Psychoanalyse, Tiefenpsychologie oder Verhaltenstherapie. Im Gegensatz zu den Ärzten in einer Psychiatrie haben nichtärztliche Psychotherapeuten meist keinen Nachtdienst. Das liegt unter anderem daran, dass sie in einer Krise keine Notfallmedikation oder Fixierung anordnen können. Das Handwerkszeug des Psychotherapeuten ist die Sprache, deswegen gefällt mir in diesem Zusammenhang der Ausdruck »sprechende Medizin« besonders gut.

DER PFLEGE-, BETREUUNGS- UND ERZIEHUNGSDIENST

Im teilstationären und stationären Bereich der Psychiatrie wird der Alltag vom Pflege- oder gegebenenfalls Erziehungsdienst (in der Kinder- und Jugendpsychiatrie) organisiert. Diese Kollegen haben eine Ausbildung absolviert oder befinden sich auf dem Weg dorthin. Sie haben einen besonders harten Job: Schichtdienst, Unterbesetzung, Krankheitsausfälle und viele Überstunden. Außerdem sind sie bei Notfällen direkt vor Ort, auch dann, wenn es mal gewalttätig zugeht. Ich habe schon oft miterlebt, dass Kollegen in ihrem Dienst angegriffen oder verletzt wurden. Das kann passieren, wenn Patienten fremdgefährdend werden, aber auch, wenn verhindert werden soll, dass sie sich selbst verletzen. Ihr könnt euch vorstellen, dass die Arbeit psychisch und körperlich sehr belastend ist. Leider wird sie unerfreulicherweise viel zu schlecht bezahlt.

SPEZIALTHERAPEUTEN

Das psychiatrische Angebot von Tageskliniken und Psychiatrien wird durch weitere Therapieangebote ergänzt. Ergotherapie zum Beispiel ist eine Behandlungsmethode, die nicht nur der Förderung von Fein- und Grobmotorik dient, sondern auch Maßnahmen zur Stabilisierung und Verbesserung des Befindens oder der Förderung des situationsgerechten Verhaltens umfasst. Sie hilft den Patienten, wieder in den Alltag hineinzufinden. Darüber hinaus gibt es, je nach Ausrichtung der Klinik, auch anderweitige Angebote wie beispielsweise Musik-, Tanz- oder Kunsttherapie. Das ist natürlich nicht jedermanns Sache, aber aus eigener Erfahrung kann ich sagen: Wenn man dem Ganzen eine Chance gibt, kann man meistens doch etwas über sich lernen. Man muss sich eben, wie so oft, einfach mal aus seiner Komfortzone herausbewegen. Zum Beispiel auch dann, wenn man das erste Mal zu einem Termin bei einem Psychotherapeuten geht.

VOM SUCHEN UND FINDEN EINES PSYCHOTHERAPEUTEN: DIE ERSTE THERAPIE

Irgendetwas zum ersten Mal machen, das ist immer aufregend. Mindestens doppelt so aufregend ist vielleicht das Erstgespräch bei einem Psychotherapeuten. Einer fremden Person erzählt man schließlich nicht alle Tage, was einem so durch den Kopf geht. Bis es so weit ist, muss man in Deutschland aber erst einmal viel Durchhaltevermögen beweisen. An den langen Wartezeiten hat leider auch die psychotherapeutische Sprechstunde, die am 1. April 2017 eingeführt wurde, wenig geändert.[48] Es handelt sich hierbei lediglich um ein Erstgespräch bei einem niedergelassenen Psychotherapeuten zur Einschätzung der Symptomatik und des weiteren Vorgehens. Mehr Therapieplätze für die sogenannte (ambulante) Richtlinienpsychotherapie gibt es dadurch aber nicht.

Die Suche nach einem Psychotherapeuten erinnert mich, natürlich nicht ganz ernst gemeint, an meine Wohnungssuche in der Großstadt. Ein sanierter Altbau in Toplage sollte es sein, am liebsten mit Balkon, Badewanne und Einbauküche. Auf keinen Fall im Erdgeschoss, wegen der Einbrecher, und bitte schön nicht zu weit oben, wegen der vielen Treppenstufen, die ich dann täglich hochstiefeln müsste. Das alles natürlich bezahlbar und bestenfalls so, dass es keine Überschneidungen mit der Kündigungsfrist meiner alten Wohnung gibt. Genau das, was alle suchen, wie ich schnell feststellen musste. Und so landete ich viele verzweifelte Monate später in einer kleinen, dunklen und überteuerten Wohnung, die die anfangs genannten Kriterien leider nicht im Ansatz erfüllte – aber nach vielen unangenehmen Besichtigungsterminen und zahlreichen Absagen war ich froh, irgendwann überhaupt ein Dach über dem Kopf zu haben.

Die Nachfrage nach Therapieplätzen ist ähnlich hoch. Viele meiner niedergelassenen Kollegen führen daher nicht einmal mehr eine Warteliste, andere sagen schon auf dem Anrufbeantworter durch, dass sie erst wieder in einem Jahr einen freien Platz anzubieten haben. Währenddessen kommt es nicht selten zu einer Verschlechterung der Symptomatik oder zu einer Chronifizierung (Dauerzustand). Wer dagegen einen Therapeuten gefunden hat, der geht oftmals auch weiter hin, selbst wenn er mit der Arbeit des Gegenübers nicht zufrieden ist. Denn ein unsympathischer Therapeut ist immerhin besser als gar kein Therapeut. Nach vielen Ablehnungen und Vertröstungen hat schon so manch ein frustrierter Erkrankter einfach die Flinte ins Korn geworfen.

Um Missverständnisse aus der Welt zu räumen: An interessierten Kollegen, die sich niederlassen wollen, liegt dieser Umstand nicht. Eine eigene Praxis ist neben Flexibilität und Unabhängigkeit auch finanziell eine verlockende Angelegenheit. Die Nachfrage seitens der Therapeuten ist gerade in attraktiven Stadtteilen ziemlich hoch.

Aber die Bedarfsplanung der Kassenärztlichen Vereinigung lässt nur eine begrenzte Anzahl an Kassensitzen zu und ohne diesen können keine gesetzlich versicherten Patienten behandelt werden. Dasselbe gilt übrigens für die Anzahl von teilstationären und stationären Betten, die ebenfalls begrenzt sind. So kommt es in allen geschilderten Fällen zu den ewigen Wartezeiten. Darüber ärgern sich die Patienten und wir Behandler uns natürlich auch. Durch die mangelnden Hilfsmaßnahmen sind wir mit vielen Notfällen und eingeschobenen Krisenterminen konfrontiert, haben ergo weniger Zeit für die regulären Patiententermine oder für die administrative Arbeit. Und dann soll die Behandlung in den Augen der Krankenkasse bestenfalls kostengünstig sein und deswegen natürlich auch nicht zu langwierig. Klar, dass damit die Qualität in Mitleidenschaft gezogen wird.

Dabei ist eine Psychotherapie keine Freizeitbeschäftigung, sondern eine notwendige medizinische Behandlung. Eine psychische Erkrankung ist auch keine kleinere Missstimmung und sie wird auch nicht besser, wenn man sich zusammenreißt. Aber vor allem kann sie tödlich enden, wenn sie nicht behandelt wird. Es muss sich also dringend etwas tun. Da kann sich auch die Politik nicht mehr aus der Verantwortung ziehen.

INSIDERTIPPS

Bis ein Therapieplatz gefunden ist, habe ich zumindest ein paar kleine Schlupflöcher und, wenn man so will, Insidertipps, die ich euch hier natürlich nicht vorenthalten möchte. Hier kommt meine Gebrauchsanleitung für alle, die verzweifelt auf der Suche nach Unterstützung sind.

Wer suchet, der findet

Adressen aller zugelassenen Psychotherapeuten findet man zum Beispiel auf der Internetseite der Psychotherapeutenkammer des jeweiligen Bundeslandes oder zentral über die Bundespsychotherapeutenkammer.

Sollte das Geschlecht einen Unterschied hinsichtlich des Vertrauens oder der Gesprächsatmosphäre machen, lohnt es sich, dies bei der Suche zu berücksichtigen (das lässt sich natürlich sehr einfach sagen, wobei man in Wahrheit ja dankbar sein muss, wenn man überhaupt einen Therapeuten findet). Vielleicht gibt es auch Vorlieben für ein bestimmtes therapeutisches Verfahren? Wer gezielte Handlungsanweisungen wünscht, ist wahrscheinlich besser bei einem Verhaltenstherapeuten aufgehoben. Wer tiefer graben und sich mit den Wurzeln des Leidens in der Vergangenheit auseinandersetzten möchte, der ist vielleicht bei einem Tiefenpsychologen oder Psychoanalytiker richtig.

»Bitte sprechen Sie nach dem Piepton«

Psychotherapeuten kann man ziemlich schlecht telefonisch erreichen. Das liegt daran, dass sie den überwiegenden Teil ihrer Arbeitszeit in vertraulichen Gesprächen verbringen, in denen ein klingelndes Telefon stören würde. Deswegen haben sie meistens einen Anrufbeantworter laufen. Davon sollte man sich also nicht abschrecken lassen und freundlich um Rückruf bitten.

Seit dem 1. April 2017 müssen Therapeuten übrigens ein Zeitfenster angeben, in dem man sie oder eine Vertretung persönlich erreichen kann. Wann das ist, kann man bei der Kassenärztlichen Vereinigung des entsprechenden Bundeslandes erfragen. Ansonsten gilt: Hartnäckig bleiben und zur Not auch ein zweites oder drittes Mal anrufen.

Den Hörer selbst in die Hand nehmen

Eigentlich ist mit der Überschrift schon alles gesagt. Sich selbst melden macht einfach einen guten Eindruck. Stichwort: Therapiemotivation!

Mehrgleisig fahren

Die Chancen auf einen baldigen Therapieplatz erhöhen sich, indem man sich breit aufstellt und auf mehrere Wartelisten eintragen lässt. Absagen kann man ja immer noch. Außerdem stellt sich manchmal schon im ersten Gespräch heraus, dass die Chemie zwischen Patient und Therapeut nicht stimmt. Auch dafür ist es gut, wenn man nicht alles auf eine Karte setzt.

Bei der Krankenversicherung nachfragen

Die Mitarbeiter bei der eigenen Krankenversicherung haben manchmal einen ganz guten Überblick und können bei der Suche nach einem Therapeuten oder stützenden Angeboten behilflich sein. Außerdem sollte ihnen die optimale Versorgung ihrer Mitglieder besonders am Herzen liegen und sie haben es schließlich mit in der Hand, die Situation zu verändern.

Einen Termin in der psychotherapeutischen Sprechstunde vereinbaren

Die psychotherapeutische Sprechstunde ist zwar keine Psychotherapie, aber immerhin ein persönliches Gespräch, in dem die Symptomatik eingeschätzt und Empfehlungen für das weitere Vorgehen ausgesprochen werden sollen. Die Terminservicestelle der Kassenärztlichen Vereinigung im jeweiligen Bundesland ist hierbei Ansprechpartner und Vermittler. Die gute Nachricht ist: Ein freier Termin muss innerhalb der folgenden vier Wochen nach Anruf angeboten werden. Die schlechte lautet: Dabei kann dem Betroffenen ein weiter Fahrtweg zugemutet werden. Übrigens, seit April 2018 ist der Besuch der Sprechstunde vor dem Start einer Therapie verpflichtend.

Ein Recht auf Hilfe

Auch wenn die Vertragspraxen (das sind die niedergelassenen Kollegen mit den Kassensitzen) ausgelastet sind, besteht dennoch ein gesetzlicher Anspruch auf eine psychotherapeutische Behandlung. Deswegen kommt hier das vorhin angesprochene Schlupfloch ins Spiel: Kollegen im sogenannten Kostenerstattungsverfahren haben dieselbe solide Ausbildung, aber bei der Vergabe der Kassensitze einfach Pech gehabt. Oder kein kleines Vermögen auf der hohen Kante, um sich einen Kassensitz zu kaufen. Sie haben dennoch eine eigene Praxis eröffnet und können dort Privatpatienten, Selbstzahler und im hier geschilderten Ausnahmefall auch Kassenpatienten behandeln. Die Art der Behandlung unterscheidet sich in der Qualität nicht von den anderen Kollegen mit Kassensitz. Auch hier lohnt es sich, bei der Krankenkasse (oder noch besser bei dem entsprechenden Therapeuten) nachzufragen, wenngleich viele Kollegen davon berichten, dass es zunehmend schwieriger werde, einen Antrag auf Behandlung per Kostenerstattung von den Krankenkassen bewilligt zu bekommen. Da gibt es wohl große Unterschiede unter den Versicherern.

Sich an eine Ambulanz wenden

Institutsambulanzen können überbrückende und stützende Termine anbieten, manchmal mit einer Diagnostik beginnen und sind in Krisen und Notfällen ansprechbar. Vielleicht bieten sie auch Gruppen oder psychoedukative Infoabende (bei denen das Krankheitsbild näher erläutert wird) an. Oder sie vermitteln an Selbsthilfeorganisationen, installieren erste Hilfsangebote oder verweisen an andere Netzwerkpartner.

Sich an den Sozialpsychiatrischen Dienst wenden

Und dann gibt es noch den Sozialpsychiatrischen Dienst, an den man sich als Betroffener, aber auch als Angehöriger wenden kann. Hier bekommt man Beratung und Unterstützung bei psychischen Erkrankungen, Suchterkrankungen und gerontopsychiatrischen Erkrankungen (psychiatrische Erkrankungen im Alter). Auch Hausbesuche sind gegebenenfalls möglich.

Eine Selbsthilfegruppe aufsuchen

Manchmal hilft es, sich mit Gleichgesinnten zusammenzutun. So kann man zumindest die Wartezeit ein bisschen überbrücken oder von den Erfahrungen anderer Betroffener lernen. Eine Übersicht von Selbsthilfegruppen in der Nähe gibt es unter: www.schon-mal-an-selbsthilfegruppen-gedacht.de. Ich selbst habe noch nie an solch einem Gruppenangebot teilgenommen, deswegen kann ich inhaltlich wenig dazu sagen. Ich weiß aber von einigen Patienten, dass ihnen die Gruppe sehr weitergeholfen hat. Einen Versuch ist es vielleicht wert.

ENDLICH AM ZIEL

Du hast einen Therapieplatz ergattert und es kann losgehen? Gemischte Gefühle sind wahrscheinlich nicht ungewöhnlich. Viele Patienten berichten mir im Erstkontakt, dass sie ziemlich aufgeregt oder verunsichert sind, was auf sie zukommt. Manche sagen auch, dass sie in der Nacht zuvor schlecht geschlafen haben. Das macht mich ein bisschen betroffen, weil ich doch niemanden um seinen Schlaf bringen will, und verunsichern will ich schon gar nicht. Aber ich kann die

Aufregung gut nachvollziehen und wahrscheinlich würde es mir auch gar nicht so viel anders gehen, wenn wir die Rollen tauschen würden. Ich habe bei Arztbesuchen auch immer ein mulmiges Gefühl im Bauch.

Deswegen wollen wir hier versuchen, den Ablauf eines ersten Gespräches ein bisschen transparenter zu machen. Das Prozedere läuft in der Regel überall nach einem ähnlichen Schema ab. Im Zentrum steht immer die Frage nach dem Vorstellungsanlass: »Wie kann ich Ihnen helfen? Wer hat Sie zu uns geschickt? Und warum sind Sie heute hier?« Der Therapeut wird versuchen, die Symptomatik genau zu erfragen, damit er später eine Verdachtsdiagnose stellen und eine Empfehlung zum weiteren Vorgehen aussprechen kann. Wenn dann noch Zeit bleibt, wird er vermutlich anfangen, eine Anamnese zu erheben. Das ist im Grunde nichts anderes als die Lebensgeschichte eines Menschen. Meistens werden Fragen zur Kindheit, zur allgemeinen Entwicklung, zur schulischen und beruflichen Laufbahn, zu Krankheiten, Klinikaufenthalten, Allergien, zur aktuellen Situation sowie Fragen zum familiären Umfeld (hier sind vor allen Dingen psychische Erkrankungen der anderen Familienmitglieder interessant, weil es Störungen gibt, bei denen man einen genetischen Ursprung sieht), Hobbys, Freundschaften, Schlaf- und Essgewohnheiten oder Beziehungen gestellt. Eine gründliche Anamnese ist wichtig, um die geschilderte Symptomatik, wie bei einem Mosaik, Stück für Stück zusammenzusetzen, um es dann als großes Ganzes betrachten zu können. Dabei wird den Betroffenen bei gezielter Nachfrage nicht selten bewusst, wie vielen Belastungsfaktoren sie im Alltag ausgesetzt sind.

In der Regel ist das Gespräch nach rund fünfzig Minuten vorbei. Wenn der Therapeut das Gefühl hat, eine ambulante

Therapie sei zielführend, wird er sicherlich einen weiteren Kennenlerntermin vorschlagen. Wir nennen diese Phase Probatorik. Sie umfasst vier Termine (früher, vor der neuen Psychotherapie-Richtlinie, waren es fünf). Anschließend müssen sich beide Parteien für oder gegen die gemeinsame therapeutische Reise entscheiden und die Therapie beantragen. Diesem Antrag muss der sogenannte Konsiliarbericht beiliegen. Hier versichert ein ärztlicher Kollege, dass organische Ursachen als Auslöser der Symptome ausgeschlossen wurden. Neu ist seit dem 1. April 2018, dass Patienten, die eine Psychotherapie machen wollen, zuvor über die psychotherapeutische Sprechstunde eine Empfehlung hierfür ausgestellt bekommen müssen.[49]

Eine Psychotherapie ist eine längerfristige Angelegenheit. Man kommt nicht nur, wenn es einem schlecht geht, sondern auch in den Wochen, in denen es einem sehr gut geht. Ein Psychotherapeut ist nämlich kein Feuerwehrmann, den man nur dann aufsucht, wenn es gerade mal wieder brennt. Es ist eine kontinuierliche Arbeit. Termine finden in regelmäßigen Abständen statt, meistens wöchentlich, damit die Lücken zwischen den einzelnen Terminen nicht so groß sind und man an die angesprochenen Themen anknüpfen kann. Bei Kindern findet der Austausch weniger in Gesprächsform statt, dafür aber im Spiel.

DIE SPIELTHERAPIE

Kinder verfügen noch nicht über einen ausreichenden Wortschatz, um ihr Innenleben sprachlich auszudrücken. Alles, was sie erleben, worüber sie nachdenken und was sie beschäftigt, verarbeiten sie im freien Spiel. Manchmal ziemlich offensichtlich, manchmal eher verdeckt, aber immer ohne große Hintergedanken und weniger taktierend oder gefiltert, als wir Erwachsenen das tun. Das therapeutische Spiel kommt daher dem freien Assoziieren bei den Erwachsenen sehr nahe. Diese Bedingungen kann man therapeutisch ganz wunderbar nutzen. In einer Spieltherapie versucht der tiefenpsychologische Therapeut der Seele des Kindes Worte zu verleihen. Gelegentlich kommt es dabei zu einer Deutung (ein therapeutisches Werkzeug, das auch einen großen Bestandteil der psychodynamischen Arbeit mit Jugendlichen und Erwachsenen darstellt). Das heißt, der Therapeut gibt seine Interpretationen und Hypothesen über den Patienten preis. Diese formuliert er sehr vorsichtig und im Konjunktiv (»Könnte es sein, dass Sie in diesem Moment ihre Wut unterdrückt haben?«), weil nicht gesagt sein muss, dass das Gegenüber dies genauso sieht, und um eine Überforderung oder Kränkung zu vermeiden.

Das Spiel ist eine wunderbare Möglichkeit, um an den Konflikten des Kindes zu arbeiten, weil es zu keiner direkten Konfrontation kommt und das Spiel eine Art Puffer darstellt.[50] Apropos Puffer: Eine Gruppentherapie bietet im Gegensatz zum Einzelsetting ebenfalls die Möglichkeit, sich immer mal wieder zurückzuziehen.

DIE GRUPPENTHERAPIE

Leider viel zu selten angeboten, ist die Gruppentherapie eine richtig gute Sache. Das durfte ich selbst erleben, weil ich bei einigen Sitzungen als Gast teilnehmen konnte. Nun war das, das muss man ehrlich dazu sagen, auch eine sehr reflektierte Gruppe. Nichtsdestotrotz hat eine Gruppentherapie positive Effekte, die nicht von der Hand zu weisen sind. Erst einmal ist es ein wunderbarer Übungsraum für soziale Ängste und Unsicherheiten im Zusammensein mit anderen. Da lernt man, sich zu öffnen, über den eigenen Schatten zu springen und Vertrauen zu fassen. Das Feedback der anderen ist hilfreich, um den Blick auf die Dinge zu erweitern oder um sich selbst von mehreren Seiten zu betrachten. Außerdem kann man natürlich von den Tipps und Erfahrungen der anderen profitieren. Irving D. Yalom, mein Lieblingsautor, wenn es um Bücher rund um die Psyche geht, hat elf Faktoren ausgemacht, die sich in einer Gruppendynamik positiv auswirken können; darunter das Erlenen von Strategien im sozialen Miteinander, Nachahmungseffekte, seelische Reinigung etc. Leider weiß ich von vielen niedergelassenen Kollegen, dass ein Gruppenangebot für sie aus wirtschaftlichen Gründen nicht sonderlich attraktiv ist. Ein weiteres Problem besteht darin, eine verbindliche und vor allem regelmäßige Teilnahme aller Gruppenmitglieder zu erwirken. Dann sitzt man an schlechten Tagen manchmal nur mit ein oder zwei Patienten da. Aber wie gesagt, Gruppentherapieangebote sind leider sowieso ziemlich rar.

ALLES HAT EIN ENDE

Egal, welche Form oder welches Setting, irgendwann geht jede Therapie zu Ende. Im günstigsten Fall endet sie dann, wenn das Therapieziel erreicht ist. Ich sage bewusst nicht, wenn der Mensch gesund ist, weil wir schon erfahren haben, dass das ein ziemlich schwammiger Begriff ist. Das Therapieziel muss also vor Beginn der gemeinsamen Reise gut abgesteckt werden, damit man keine Wunder erwartet und später nicht enttäuscht wird. Ein Therapieziel könnte vielleicht sein, dass man wieder ohne Angst Bahn fahren kann. Kein Therapieziel dagegen ist das komplette Verschwinden der Ängste im Alltag, weil niemand angstfrei ist. Ein anderes Therapieziel könnte es sein, dass man in Konflikten mehr auf sich achtet und seine Meinung sagt, aber natürlich nicht, überhaupt keine Konflikte mehr zu haben. Man muss also die Erwartungshaltung an eine Therapie ein bisschen eingrenzen. Veränderung geschieht nicht von heute auf morgen und Entwicklung ist immer ein Auf und Ab. Wenn sich ein Muster über Jahre eingeschlichen hat, dann dauert es eben auch seine Zeit, bis es sich wieder auflöst. Eine Psychotherapie ist Arbeit, ist Arbeit, ist Arbeit.

So gut, wie das Ziel der Zusammenarbeit abgesteckt werden sollte, so gut muss auch das Ende einer Therapie vorbereitet werden. Meist kündige ich viele Stunden vorher an, wenn absehbar ist, dass der Auftrag der Therapie bald erfüllt ist und der Patient mehr Stabilität erlangt hat. Selbst wenn es noch offene Stunden gibt und das beantragte Kontingent noch nicht ganz ausgeschöpft ist. Man nimmt ja auch keinen Hustensaft ein, wenn man keine Beschwerden mehr hat, aber die Flasche noch nicht vollständig geleert ist. Andersherum haben manche Menschen auch keine Lust mehr, weitere Stunden bei ihrem Therapeuten in Anspruch zu nehmen, und beenden die Therapie vorzeitig.

Ganz egal wie, das Ende einer Therapie ist immer ein einschneidendes Ereignis. Dann ist man plötzlich wieder auf sich gestellt und eine helfende Hand verschwindet. Vielleicht ist es aber auch ein Befreiungsschlag, weil man das Etikett mit der Aufschrift »Krankheit« endlich ablegen kann und ein neuer Lebensabschnitt beginnt.

Wie es vielen von meinen ehemaligen Patienten heute geht, weiß ich leider nicht. Es würde mich sehr interessieren, was sie gerade machen, wie alles weiterging. Aber manche Geschichten muss man wohl, ohne das Ende gelesen zu haben, wieder ins Regal zurückstellen.

ALTERNATIVEN: VON COACHINGS, DR. GOOGLE UND HEILPRAKTIKERN

Wem die Suche nach einem Richtlinienpsychotherapeuten zu lang dauert, der hat sich vielleicht schon nach anderen Möglichkeiten umgeschaut, bei denen man viel schneller einen Platz bekommt, die man allerdings aus der eigenen Tasche finanzieren muss. Der Markt ist voll von Coaches, die unser Leben optimieren wollen, und von Heilpraktikern, die auf ihrem Praxisschild auch irgendetwas mit Psychotherapie stehen haben. Alles Abzocke oder eine echte Alternative?

DIE SYSTEMISCHE THERAPIE

Die Systemische Therapie ist ein seit 2008 vom Wissenschaftlichen Beirat Psychotherapie als wirksam eingestuftes

Verfahren, dem die Anerkennung als Krankenkassenleistung noch fehlt, aber wie bereits erwähnt, wird sich dies, zumindest für die Behandlung von Erwachsenen, bald ändern. Es stellt für mich deswegen eine solide Alternative dar, weil es nachweislich Erfolge bringt. Inhaltlich beschäftigt sich diese Therapieform nicht nur mit der Einzelperson, sondern mit dem (Familien-)System. Familienaufstellungen und Genogramme sind bekannte Methoden der Systemiker, aber auch die sogenannten zirkulären Fragen werden häufig angewendet, um Denkmuster zu durchbrechen oder einen Perspektivenwechsel zu ermöglichen: »Was denken Sie, Frau Kuhlmann, wie sich die Leserinnen und Leser fühlen, wenn Sie hier die ganze Zeit nur von irgendwelchen Problemen der Psyche berichten?« Im besten Fall regt es zum Nachdenken an, man versetzt sich in die Person hinein und stellt wie ich fest, dass das auf Dauer ziemlich langweilig werden könnte. Und das ist natürlich das Letzte, was ich mir als Autorin wünsche.

COACHING

Die Arbeit eines Coachs ist vergleichbar mit der eines Trainers, Motivators oder Beraters und aus meiner Sicht lohnt sich ein Besuch zum Beispiel dann, wenn man mehr Selbstvertrauen erlangen oder eine neue (berufliche) Perspektive erarbeiten will. Vielleicht auch, wenn man seine Ressourcen ausbauen und sich von negativen Dingen abgrenzen will. Ein Coaching kann sehr belebend und motivierend sein. Ich schaue mir Videos der vielen Motivationstrainer zur Unterhaltung auf Instagram und Facebook an. Einiges finde ich richtig erfrischend, auf Dauer fühle ich mich aber meist etwas deprimiert. Vieles, was eigentlich motivieren soll, zieht mich irgendwie runter, weil es mir unerreichbar erscheint. Für mich ist nicht jedes Problem eine spannende Herausforderung (ganz oft ist es einfach nur ziemlich ätzend), es geht mir überhaupt nicht immer »great« und für mich ist auch nicht jeder neue Tag ein Geschenk.

Viele Coachings bedienen sich gängiger Elemente der Psychologie und Psychotherapie. Eine wissenschaftlich fundierte Lehre oder eine zentrale Ausbildungsordnung gibt es allerdings nicht und auch die Berufsbezeichnung ist nicht geschützt. Coach kann sich also jeder nennen. Zur Behandlung von psychischen Krankheiten ist das Ganze aus meiner Sicht nicht zu empfehlen und generell sollte man einfach vorsichtig sein, an wen man gerät und wofür man sein Geld ausgibt.

HEILPRAKTIKER FÜR PSYCHOTHERAPIE

Heilpraktiker für Psychotherapie kann in Deutschland im Grunde jeder werden, der über 25 Jahre alt ist, mindestens den Hauptschulabschluss in der Tasche hat, körperlich und psychisch gesund ist (beziehungsweise nicht unter einer ansteckenden Krankheit leidet) und ein einwandfreies Führungszeugnis vorlegen kann.[51] Auch die Grundausbildung ist formal betrachtet egal: Ob Maler, Psychologe oder

Banker – wer die Prüfung besteht, kann loslegen. Die Voraussetzungen zur Prüfungszulassung schreiben weder Supervision, Selbsterfahrung noch Praxiserfahrung vor. Auch müssen keine wissenschaftlich anerkannten Verfahren angewendet werden. Außerdem haben Heilpraktiker in einem Strafverfahren, anders als Ärzte und Psychotherapeuten, kein Zeugnisverweigerungsrecht und müssen gegebenenfalls auch zu Lasten des Patienten aussagen.

Ihr habt es wahrscheinlich schon zwischen den Zeilen herausgelesen: Ich finde das alles sehr bedenklich. Einen Heilpraktikerbesuch zur Behandlung psychischer Krankheiten würde ich also nicht empfehlen, so ehrlich will ich dann doch sein. Auch wenn ich mir mit dieser Aussage sicherlich nicht nur Freunde mache. Anders sieht das vielleicht aus, wenn es hoffentlich irgendwann eine verbindliche Berufsordnung gibt oder die Zulassungsvoraussetzungen auf Gesundheitsberufe beschränkt werden (denn mit einem abgeschlossenen Psychologiestudium in der Tasche sieht die Sache schon wieder ein bisschen anders aus). In vielen anderen Ländern Europas wird das Heilpraktikerwesen schließlich auch stärker reguliert. In Österreich ist es sogar gänzlich verboten.

Für andere Fragestellungen kann der Besuch dennoch lohnenswert sein. Es gibt schließlich auch die milderen Fälle, in denen eine Art Lebensberatung über einen Heilpraktiker bestimmt Sinn ergibt und der Entstehung psychischer Erkrankungen vielleicht sogar vorbeugen kann. Oder Fälle, in denen Heilpraktikerbesuche die Zeit bis zum Therapiebeginn bei einem approbierten Psychotherapeuten überbrücken können.

ONLINETHERAPIE

Willkommen in der Zukunft! Vor Kurzem hat mir ein Leser meines Blogs geschrieben, dass ihm seine Krankenkasse vorschlug, die Zeit bis zu einem Therapieplatz mit einer Onlinetherapie zu überbrücken. Auch die Psychotherapeutenkammern der Länder beschäftigen sich mit Möglichkeiten, um Therapie flexibler zu gestalten. Gerade Patienten mit Ängsten oder Antriebsschwäche kann es schwerfallen, den Weg zum Therapeuten anzutreten. Eine Therapie vom heimischen PC aus ist vielleicht ihre einzige Chance, wenn sie sich nicht stationär oder teilstationär behandeln lassen wollen. Sie ist auch dann eine gute Idee, wenn Sprachbarrieren bestehen. Dann kann ein Therapeut ausfindig gemacht werden, der das Gegenüber versteht – und umgekehrt. Auch für Menschen, die über wenig freie Zeit verfügen, wie das bei Alleinerziehenden vielleicht der Fall ist, bietet die Onlinetherapie eine flexible Lösung.

Ein paar Start-ups versuchen sich aktuell an Plattformen für Selbstzahler oder an Apps mit Behandlungsmodulen. Auch Kooperationen mit Krankenkassen sind geplant. Ich verwende Apps ergänzend zum therapeutischen Angebot und gebe meinen Patienten durch sie kleine Hausaufgaben mit auf den Weg. Privat nutze ich *Headspace,* eine App, die Anleitung zur Meditation gibt (es gibt eine kostenfreie zehntägige Testversion). Darüber hinaus finde ich *Skills2go für Borderliner* für Patienten, die nach Ablenkungstricks suchen, super. Da ist eigentlich alles dabei: von Achtsamkeitsübungen über Knobelaufgaben, die vom Grübeln ablenken sollen, bis hin zu Tipps bei Anspannung (ich nutze auch hier die kostenlose Version, die für mich vollkommen ausreichend ist – aber Achtung, die App gibt es nur im App Store). Mehr Tipps zum Weiterlesen und zu nützlichen Apps findet ihr am Ende dieses Buches.

Liegt die Zukunft der Therapie damit nur noch im Internet? Ich denke nicht. Langfristig glaube ich immer noch an das reale Gespräch und die echte Beziehung zwischen Therapeut und Patient. Ist es nicht das, wonach wir eigentlich suchen? Jemand, der hinsieht, jemand, der zuhört. Außerdem geht es ja auch darum, wieder am gesellschaftlichen Leben teilzunehmen, weswegen so ein Besuch beim Therapeuten ein erster wichtiger Schritt sein kann. Allerdings können die neuen Medien den Therapieprozess ganz wunderbar begleiten. Fünfzig Minuten in der Woche reichen nämlich nicht aus, damit sich an der Symptomatik etwas ändert. Die Hauptarbeit findet in den vielen Stunden ohne den Therapeuten statt – da kann eine App vielleicht an wichtige Themen erinnern oder die Selbstfürsorge überprüfen.

Alles in allem ist es erfreulich, wenn Therapie in Zukunft endlich flexibler und individueller gestaltet werden kann. Die Voraussetzungen für Gespräche via Skype, den Austausch per Mail oder sogar über Handynachrichten sind unter anderem verlässliche technische Strukturen, die den Datenschutz gewährleisten. Außerdem sollte die Internetverbindung natürlich stabil sein, denn nichts ist schlimmer als ein Therapiegespräch, das mittendrin abbricht.

Zusammenfassend stellen wir also fest: Es gibt Alternativen zur Richtlinienpsychotherapie, allerdings ist die Wirksamkeit, Seriosität und Qualität im Hinblick auf die Behandlung psychischer Störungen nur bei wenigen belegt. Mehrere Sitzungen können außerdem richtig ins Geld gehen, für eine Hilfe, die eigentlich Gegenstand des Leistungskatalogs der Krankenkassen ist.

HAPPY PILLS

Wenn ich so richtig fiese Kopfschmerzen habe, dann helfen mir keine gut gemeinten Ratschläge wie: »Du musst dich einfach mal entspannen.« Ich will auch nicht zu einer Homöopathin gehen und diese ätherischen Öle, die man sich zur Linderung der Schmerzen auf die Schläfen reiben soll, lösen bei mir allenfalls Übelkeit aus. Ein dreifaches Halleluja singe ich dagegen auf den Erfinder der Schmerztablette. Sie hat mir schon so manchen düsteren Tag gerettet. Ein Glas Wasser und vierhundert Milligramm der weißen Wunderpille, dann sieht die Welt doch schon gleich ganz anders aus.

Ob ich damit allein bin? »Ach, wo denkst du hin«, sagt die Statistik. Schmerzmittel gehörten im Jahr 2016 zu den meistverkauften rezeptfreien Arzneimitteln in Deutschland.[52] Ich bin also in guter Gesellschaft, wenn ich irgendwann einmal beschließe, genug gelitten zu haben. Ende Gelände quasi und her mit der chemischen Keule. Deswegen habe ich natürlich Verständnis dafür, wenn es anderen Menschen ganz genauso geht. Das gilt für körperliches Leiden, warum eigentlich nicht auch für das psychische?

Medikamente, die Funktionen im Hirn beeinflussen und seelische Vorgänge verändern, nennt man Psychopharmaka.[53] Wie jedes andere Medikament haben auch sie erwünschte und unerwünschte Wirkungen (sogenannte Nebenwirkungen). Diese abzuwägen und im Verlauf im Blick zu behalten, ist Aufgabe des Arztes, der sie verschreibt. Ich empfehle deswegen immer, sich an einen Experten zu wenden, also an einen Psychiater oder einen Neurologen, auch wenn es vielleicht bequemer und schneller wäre, zum Hausarzt zu gehen.

Viele Menschen sind zunächst besorgt und verunsichert, wenn die Möglichkeit einer psychopharmakologischen Behandlung zur Sprache kommt. Man hat ja schon die wildesten Geschichten gehört. Deswegen ist ein ausführliches persönliches Aufklärungsgespräch von Arzt zu Patient unumgänglich. Am Ende sollte jeder erwachsene Mensch so gut informiert sein, dass er selbst eine Entscheidung für oder gegen das Medikament treffen kann. Schließlich ist seine Mitarbeit das A und O, genauso wie die zuverlässige Einnahme des Medikaments und die Einhaltung der Einschränkungen (zum Beispiel hinsichtlich des Alkoholkonsums) wichtige Voraussetzungen für den Behandlungserfolg sind.

Nicht immer landet der Arzt bei der Wahl eines Medikaments direkt einen Volltreffer. Jeder Körper, jede Erkrankung ist anders und auch Ärzte können nicht genau vorhersagen, ob das Medikament in der ausgewählten Dosis seine gewünschte Wirkung zeigen wird. Es kommt vor, dass ein Mensch überhaupt nicht reagiert, dass er ein sogenannter Nonresponder ist. Oder die Dosierung ist zu gering, sodass sich die Wirkung nicht richtig entfalten kann. In anderen Fällen sind die Nebenwirkungen vielleicht so ausgeprägt, dass man das Medikament frühzeitig absetzen muss. Wir sprechen daher immer vom medikamentösen *Behandlungsversuch.*[54]

Entgegen vieler Vorurteile machen die wenigsten Psychopharmaka abhängig. Zu einer langfristigen Wesensveränderung kommt es in den meisten Fällen auch nicht, wenngleich sich der Mensch natürlich schon verändert, wenn die Symptomatik nachlässt und er zum Beispiel weniger aggressiv ist oder sich die Ängste reduzieren.[55]

Psychopharmaka sind nicht gleich Psychopharmaka, da gibt es himmelweite Unterschiede. Eines wirkt dämpfend, das nächste soll genau das Gegenteil bewirken. Im Folgenden gibt es daher eine kleine Übersicht der einzelnen Untergruppen.

ANTIDEPRESSIVA

Antidepressiva werden bei Ängsten, Depressionen, Essstörungen und Panikattacken eingesetzt. Es gibt über dreißig verschiedene zugelassene Präparate, die sich stimmungsaufhellend und antriebsfördernd oder dämpfend auswirken können.[56] Dafür aber braucht es ganz schön viel Geduld, denn die antidepressive Wirkung zeigt sich, wenn sie sich zeigt, meist erst drei bis sechs Wochen nach der ersten Einnahme.[57] Das ist natürlich ziemlich frustrierend, weil sich viele Patienten einen schnellen Erfolg wünschen. Mit der Zeit werden sie ungeduldig, vergessen die regelmäßige Einnahme oder setzen das Medikament frühzeitig ab. Dann lässt sich noch schwerer beurteilen, ob das Medikament überhaupt wie gewünscht anschlägt oder nicht.

Das Ungünstige ist, dass die Antriebssteigerung, im Gegensatz zur antidepressiven Wirkung, dagegen meist sofort einsetzt.

Und hier liegt auch das Problem begraben: Bei Patienten, die zu Suizidgedanken neigen, besteht die Gefahr, dass sie mit zunehmendem Antrieb mehr Energie haben – und das nicht immer nur für die schönen Dinge im Leben. So fürchtet man, dass Selbstmordpläne unter diesen Umständen eher in die Realität umgesetzt werden könnten. Das muss der Arzt vor allem bei der ambulanten Eindosierung beachten. Auch sollten regelmäßige Kontrolltermine vereinbart werden.

Aufgrund der Gefahr von suizidalen Handlungen kann es manchmal sinnvoll sein, Antidepressiva zunächst stationär zu verabreichen. Dann ist der Patient erstens in Sicherheit und hat zweitens immer einen ärztlichen Ansprechpartner zur Seite, falls Unsicherheiten bei der Einnahme bestehen sollten.

Johanniskraut ist ein pflanzliches Mittel, das man in der Apotheke und im Drogeriemarkt rezeptfrei erhält. Es kann eine leichte antidepressive Wirkung entfalten, also vielleicht, denn die Experten sind sich dabei nicht ganz einig. Wer einen Versuch starten will, sei vor den vermuteten Nebenwirkungen gewarnt: Johanniskraut kann die Wirkung der Antibabypille verringern!

PSYCHOSTIMULANZIEN

Psychostimulanzien (Amphetamine) sollen anregend wirken oder aber, wie bei einer Aufmerksamkeitsstörung, die Konzentrationsfähigkeit und die Impulskontrolle verbessern. In den Medien wurde in den vergangenen Jahren bereits ausführlich über Methylphenidat, besser bekannt unter den handelsüblichen Namen Ritalin® oder Concerta® (Retardpräparat) etc., berichtet. Es ist ein Wirkstoff, der unter das Betäubungsmittelgesetz

(BTM) fällt. Deswegen gilt es, bestimmte Vorschriften einzuhalten: »Mit Freiheitsstrafe bis zu fünf Jahren oder mit Geldstrafe wird bestraft, wer [...] Betäubungsmittel besitzt, ohne zugleich im Besitz einer schriftlichen Erlaubnis für den Erwerb zu sein« (Betäubungsmittelgesetz, § 29 Abs. 1 Nr. 3).[58] Beim Mitführen und vor allen Dingen auf Reisen muss daher ein Nachweis zur Berechtigung, zum Beispiel in Form des abgestempelten Rezeptes, mitgeführt werden. Das ist besonders an Flughäfen zu beachten.

ANTIPSYCHOTIKA

Antipsychotika (oder auch: Neuroleptika) werden zur Behandlung von psychotischen Symptomen, bei Tic- und Impulskontrollstörungen oder bei aggressivem Verhalten als Resultat einer akuten Alkoholvergiftung eingesetzt.[59] Die hochpotenten Antipsychotika wirken antipsychotisch und weniger sedierend, bei den niedrigpotenten Antipsychotika ist es genau andersherum. Man unterteilt sie außerdem in typische und atypische Antipsychotika. Sie machen nicht abhängig, können aber erhebliche Nebenwirkungen erzeugen, die im allerschlimmsten Fall auch nicht mehr weggehen. Deswegen sind regelmäßige Verlaufskontrollen sehr wichtig.[60]

TRANQUILIZER

Tranquilizer sind Beruhigungsmittel, die sich angstlösend, schlafanstoßend und muskelentspannend auswirken können.

Es handelt sich um Präparate, die meist in Akutzuständen eingesetzt werden, zum Beispiel bei einer Panikattacke. Zu einer Untergruppe, den Benzodiazepinen, gehören die Tabletten, die man umgangssprachlich auch Scheiß-egal-Pille nennt. Weil ihre Wirkung so angenehm entspannend ist, besteht die große Gefahr, dass Menschen davon abhängig werden. Eine Gabe sollte aus diesem Grund begrenzt sein.

Hopfen und Baldrian sind pflanzliche Beruhigungsmittel, deren Wirkung umstritten ist[61] – aber hey, wem es hilft ...

Hypnotika werden bei Schlafstörungen als letztes Mittel der Wahl eingesetzt. Viel besser ist es nämlich, die Ursachen, die für die Schlafstörung verantwortlich sind, zu bearbeiten. Begleitend haben sich Entspannungsverfahren oder das Einhalten der Empfehlungen zur Schlafhygiene (das Bett nur zum Schlafen nutzen, Abendroutine etablieren, regelmäßige Zubettgehzeiten einhalten, vor dem Schlafen nur ruhige Aktivitäten ausüben, Verzicht auf Alkohol und Nikotin etc.) als hilfreich erwiesen. Hypnotika sollten maximal vier Wochen am Stück verordnet werden.

PHASENPROPHYLAKTIKA

Phasenprophylaktika gehören zu der Kategorie der Stimmungsstabilisatoren. Sie werden eingesetzt, um das Wiederauftreten der Symptome bei der bipolaren Störung (manisch-depressive Erkrankungen) zu verhindern oder zumindest zu reduzieren. Bei ihrem Einsatz ist ein bisschen Vorsicht geboten. Lithium beispielsweise (der Goldstandard bei bipolaren Störungen) hat eine geringe therapeutische Breite, das heißt, die Spannweite zwischen therapeutischer Dosis und einer toxischen Wirkung ist klein. Einfach ausgedrückt: Zu wenig hilft nichts, zu viel kann zu einer Vergiftung führen. Daher müssen regelmäßige Laboruntersuchungen stattfinden. Die Einnahme von Lithium während der Schwangerschaft kann zu Fehlbildungen des Kindes führen, deswegen wird Frauen im gebärfähigen Alter zu einer zuverlässigen und konsequenten Empfängnisverhütung geraten. Mütter sollten ihre Kinder während der Einnahme nicht stillen.[62]

Nun ist das hier keine Werbeveranstaltung für die Pharmaindustrie und ich singe bestimmt keine Lobeshymne auf Psychopharmaka. Als Therapeutin ist mir besonders daran gelegen, mit den Menschen über das persönliche Gespräch ins Arbeiten zu kommen. Der Einnahme von Medikamenten stehe ich immer ein bisschen kritisch gegenüber. Aber manchmal geht es eben nicht ohne. Für den einen wird der Weg zur Arbeit zur Qual, weil sich im Zug die Angst breitmacht, die Nächste kann das Bett nicht verlassen, weil sich die Depression dick und fett auf sie gelegt hat. Und der Schüler mit der Aufmerksamkeitsstörung verpasst wegen seiner Ablenkbarkeit vielleicht den wichtigen Schulstoff. Medikamente helfen diesen Menschen, am Alltagsleben teilzunehmen, und machen therapeutische Arbeit manchmal erst möglich. Es ist keine Schwäche, sich für diesen Weg zu entscheiden, auch hinter der Einnahme von Psychopharmaka steht der Wille zur Veränderung. Es ist einfach nur ein anderer Weg.

Bei all den Behandlungsoptionen der Pharmakologie: Eine Pille allein hat noch kein Problem weggezaubert. Sie klärt keine inneren und äußeren Konflikte, sie weiß nicht, wie man einen Umgang mit Stress oder Ängsten findet, und auch nicht, was man bei Anspannung oder Selbstmordgedanken tun kann. Deswegen sollten Psychopharmaka aus meiner Sicht nicht die einzige Behandlungsoption darstellen und nur begleitend zu anderen Therapiemaßnahmen eingenommen werden.[63] Viele meiner Kollegen verschreiben sie nur dann, wenn ihre Patienten auch zu regelmäßigen Gesprächen in die Praxis kommen. Andernfalls ist die Symptomatik nach dem Absetzen des Medikaments vielleicht schneller wieder zurück, als man »Hätte ich das mal eher gewusst« sagen kann.

Ich hoffe, dass wir an dieser Stelle weitere Vorurteile rund um die Psyche und ihre Behandlung geraderücken konnten. Und wo wir gerade Tacheles reden, können wir auch direkt über Stigmatisierung sprechen.

DER PATIENT IM FOKUS: THERAPIE ALS STEMPEL, DEN MAN NICHT MEHR LOSWIRD

Ich bin schnell dabei, wenn es darum geht, sich ein bisschen aufzuregen. Ich ärgere mich über Stau auf der Autobahn, darüber, dass der Paketbote immer gerade dann kommt, wenn ich auf der Arbeit bin, und über Briefe vom Finanzamt, die sagen, ich solle doch bitte meine Steuererklärung abgeben. Alles Kleinigkeiten, ich weiß schon, aber keine Sorge, ich rege mich auch über die wirklich wichtigen Dinge auf. Über die Stigmatisierung von psychisch Kranken zum Beispiel.

Grundsätzlich kann man wohl festhalten, dass es bewundernswert ist, wenn ein Mensch an sich arbeitet. Zum Beispiel indem er sich weiterbildet oder eine neue Sprache lernt, wenn er anfängt, Sport zu treiben und auf seinen Körper zu achten, oder wenn er sich seinen Ängsten stellt, zum Beispiel indem er eine Psychotherapie macht. Da draußen laufen genügend Menschen mit Problemen aller Art herum, aber nicht alle sind überhaupt dazu in der Lage, sich dies einzugestehen und, das wäre dann Schritt zwei, Hilfe zu suchen. Deswegen müsste es eigentlich genau umgekehrt sein: Statt Ablehnung sollte es Anerkennung hageln, wenn jemand eine Psychotherapie beginnt. In Amerika ist das schließlich auch total in. Einige

Stars wie Megan Fox, Robbie Williams oder Carla Bruni gehen mit gutem Beispiel voran und berichten offen über ihre psychotherapeutischen Erfahrungen.

Leider ist in Deutschland aber das Gegenteil der Fall. Die Angst vor einer Stigmatisierung durch das Umfeld steht vielen Menschen, die sich eigentlich helfen lassen wollen, im Weg. Was wird nur der Chef denken? Hoffentlich bekommen die Nachbarn das nicht mit. Und was sagen wohl die Freunde dazu? »Der macht heute wieder einen auf krank«, könnten sie denken. Zumindest wenn man dem DAK Gesundheitsreport (2013) Glauben schenkt. Demnach gaben knapp dreißig Prozent der Befragten einer Umfrage an, dass sie sich gut vorstellen könnten, dass psychische Erkrankungen als Ausrede für das Blaumachen vorgeschoben würden.[64]

Aber blöde Kommentare und das Gerede hinter dem Rücken sind nicht die einzigen Auswirkungen. Wer in Therapie war, der hat außerdem mit erheblichen, weitreichenden und langfristigen Konsequenzen zu rechnen.

KARRIEREKILLER

Schwierigkeiten kann es zum Beispiel bei der Wahl des Traumjobs geben. Eine laufende Therapie gilt beispielsweise als Ausschlusskriterium für die Ausbildung bei der Polizei.[65] Auch wenn die Therapie abgeschlossen ist und in der Vergangenheit liegt, haben meine Patienten bisher immer eine Absage erhalten. Vielleicht nur ein unglücklicher Zufall? Offiziell heißt es zumindest, dass für abgeschlossene Therapien eine entsprechende fachärztliche Bescheinigung eingereicht werden muss und der Einzelfall entscheidet. Bei der Ausbildung als Pilot dürfte es allerdings ähnlich schwierig werden, wie auch bei der Verbeamtung im öffentlichen Dienst.

Einschränkungen gibt es aber auch in anderen Bereichen des Lebens, zum Beispiel bei einem Wechsel von der gesetzlichen in die private Krankenversicherung, beim Abschluss eines Bausparvertrages oder einer Lebens- oder Berufsunfähigkeitsversicherung. Ziemlich irre, oder? Da will sich jemand helfen lassen und wird deswegen bestraft.

Die Tatsache, dass man irgendwann einmal eine Therapie gemacht hat, sagt meiner Meinung nach wenig über die aktuelle Belastbarkeit einer Person aus. Zumindest ist es sehr engstirnig, so zu denken. Zum einen, weil eine Therapie den Menschen auch im laufenden Prozess viel stärker machen kann, und weil umgekehrt nicht alle Menschen eine Therapie machen, die instabil sind und an einer psychischen Erkrankung leiden. Man schätzt, dass etwa die Hälfte aller psychischen Störungen unbehandelt bleiben.[66]

Wie immer gilt es also, genau hinzuschauen und zu differenzieren. Wer unter einer Psychose leidet, sollte nicht unbedingt im Streifendienst der Polizei arbeiten, das ist klar. Auch sind sich viele nach dem erweiterten Suizid des Piloten der Germanwings-Maschine einig, dass ein psychisch erkrankter Mensch kein Flugzeug fliegen sollte. Und logischerweise auch keinen Bus im Nah- und Fernverkehr lenken, oder? Keine U-Bahn steuern? Keine S-Bahn? Keinen Lkw? Und auch keinen Zug? Zur Sicherheit vielleicht besser gar kein Auto mehr fahren, oder? Und was ist mit dem Fahrrad?

NACHTEILE IM STRAFVERFAHREN

False Memory Effect nennt man in der Psychologie sogenannte Pseudoerinnerungen. Dass man das menschliche Erinnerungsvermögen nämlich leicht austricksen kann, konnte in zahlreichen Experimenten nachgewiesen werden. In *Bugs Bunny in Disneyland* beispielsweise redete Elizabeth Loftus ihren Teilnehmern glaubhaft ein, dass sie bei ihrem vorausgegangenen Besuch in dem Vergnügungspark auf Bugs Bunny getroffen waren. Das funktionierte so gut, dass sich diese detailgenau an den vermeintlich stattgefundenen Vorfall erinnerten. Nur dass dies, wenn man genauer darüber nachdenkt, überhaupt nicht möglich ist. Die Warner-Brothers-Filmfigur treibt sich sicherlich nicht bei der Konkurrenz Walt Disney herum.[67]

Dieses Wissen über falsche Erinnerungen machen sich Anwälte in Gerichtsverfahren zu eigen. So kann es für Opfer von Vergewaltigungsverbrechen von Nachteil sein, wenn sie in der Zeit zwischen Tat und Prozess eine Psychotherapie angefangen haben. Durch das Durchsprechen mit dem Therapeuten kann die Glaubhaftigkeit der Anschuldigungen infrage gestellt werden. Damit reduzieren sich die Chancen, dass der Täter seine verdiente Strafe erhält. Betroffene werden darüber mit ein bisschen Glück von Beratungsstellen oder dem behandelnden Therapeuten aufgeklärt. Die Konsequenz ist in vielen Fällen, dass sich die Opfer bis zum Abschluss des Verfahrens keine therapeutische Unterstützung holen. Ein weiterer Punkt, der mich regelmäßig zur Weißglut bringt. Das Recht auf Hilfe für die Geschädigten muss besser geschützt werden.

BEZIEHUNGEN VERÄNDERN SICH

Und dann kann eine Psychotherapie auch Auswirkungen auf das eigene Leben und den Alltag haben. Vielleicht weil man mit neuem Blick ein Fragezeichen hinter alteingeschliffene Beziehungen setzt. Oder weil man gelernt hat, »Nein« zu sagen, und damit in Konflikte mit dem Umfeld gerät, das das doch bisher anders gewohnt war. Denn eine Therapie verändert. So konnte eine Studie mit über zwanzigtausend Teilnehmern aus den USA zeigen, dass sich die Patienten zum Ende der Therapie hin als emotional stabiler beschrieben haben.[68] Das hat beispielsweise auch Auswirkungen auf die Dynamik einer Paarbeziehung und kann zu Beziehungsproblemen führen.

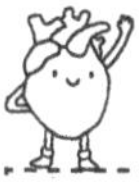

FALLBEISPIEL

Eine Patientin, mit der ich lange zusammengearbeitet habe, hatte in ihrer Beziehung immer die Rolle der kranken, zerbrechlichen, hilfesuchenden Freundin. Ihr Freund hat sich wahrscheinlich ziemlich stark gefühlt, denn er war in so vielen Situationen ihr heldenhafter Retter und Unterstützer, ohne den sie viele Alltagsangelegenheiten schlicht nicht geschafft hätte. Gegen Ende der Therapie konnte sie diese Aufgaben allerdings allein meistern. Und der Freund kam sich auf einmal ungebraucht und nutzlos vor. Es folgten viele Streitereien und irgendwann dann eine Trennung. Ich würde nicht so weit gehen, die Therapie als einzigen Faktor dafür verantwortlich zu machen, ich denke aber, dass die dadurch angeschobenen Veränderungen sicherlich mit hineinspielten.

Therapeuten müssen ihre Patienten über die hier beschriebenen Nebenwirkungen aufklären, vor allem aber auch dahingehend, dass eine Therapie die Symptome einer psychischen Erkrankung (zunächst) verschlechtern kann. Der Verlauf einer Psychotherapie muss auch nicht steigende Erfolge aufweisen und Rückschläge, Stagnationen und Verschlechterungen sind so normal wie erlaubt. Das ist, wenn man genauer nachdenkt, auch ziemlich einleuchtend, schließlich setzt man sich intensiv mit den Narben der Vergangenheit auseinander und reißt so manches festsitzende Pflaster ab. Eine Patientin hat sich einmal bei mir beschwert, dass es ihr immer schlechter gehe, wenn sie von einem Termin mit mir nach Hause komme. Ein Therapeut sei doch dafür da, dass es einem besser gehe. Was ich dann sagte? Wer in seinem Garten schöne Blumen haben will, der muss sich erst einmal die Hände dreckig machen, Erde aufwühlen und fleißig gießen, bis dann irgendwann ein schönes Pflänzchen wächst.

DIE PSYCHIATRIE HAT EIN IMAGEPROBLEM, DOCH WAS SAGT DER REALITÄTSCHECK?

Grundgesetz der Bundesrepublik Deutschland, Artikel 2 Absatz 2:
»Jeder hat das Recht auf Leben und körperliche Unversehrtheit. Die Freiheit der Person ist unverletzlich. In diese Rechte darf nur aufgrund eines Gesetzes eingegriffen werden.«[69]

Die Psychiatrie hat nicht gerade das beste Image. Da kann man die Wände noch so bunt streichen, flauschige Esel und

Pferde für die Tiertherapie anschaffen oder Mitarbeiter einstellen, die den ganzen Tag lächeln wie eine Stewardess – hilft alles nichts, das Bild des Spukschlosses aus Film und Fernsehen hat sich irgendwie eingebrannt.

Klapse, Klapper, Irrenanstalt: Die Gerüchteküche brodelt. Man hört von einem, den sie nicht mehr haben gehen lassen, oder von einer, die gegen ihren Willen wesensverändernde Medikamente bekommen hat.

Zugegeben, die Anfänge der Psychiatrie ähneln wohl am ehesten einer Gruselgeschichte. Da wurden Menschen, die auffällig waren, einfach weggesperrt. Von Erholung und Genesung kann jedenfalls nicht die Rede sein, wenn ich mir die damaligen Erzählungen so durchlese.

INFO

Einen ausführlichen Einblick in den Alltag einer Irrenanstalt liefert die (noch heute im Buchhandel erhältliche) Reportage der US-Amerikanerin Nellie Bly aus dem Jahr 1887. Die 23-jährige Journalistin hatte sich undercover als Patientin einweisen lassen, um einen Blick hinter die Mauern von Blackwell's Island zu werfen. Offenbar schien es keine große Schwierigkeit zu sein, die Ärzte von ihrer vorgeschobenen Geisteskrankheit zu überzeugen. In ihrem anschließenden Zeitungsbericht, der in der *New York World* erschien, berichtete sie von ihrem zehntägigen Aufenthalt. Sie schrieb über menschenunwürdige Zustände, unter denen Patienten wie Gefangene behandelt wurden und Schwestern ihnen mit Verachtung entgegentraten. Das

Essen sei ungenießbar gewesen und das nicht im Sinne von wenig schmackhaft, sondern eher in Form von widerwärtig und verdorben. Die Räumlichkeiten wurden als kalt und nass beschrieben. Ich erinnere mich besonders an ihre Schilderung des Waschrituals, das fließbandähnlich und von grober Hand von einer Schwester und einer vermutlich psychotisch erkrankten Mitpatientin mit allen Patienten der Reihe nach durchgeführt wurde. Ohne Rücksicht auf die Privatsphäre und in Anwesenheit der anderen Mitpatienten. Es wundert also nicht, dass bei diesen Zuständen kein Besuch von Angehörigen gestattet wurde. Nachvollziehbar ist dementsprechend, dass die Patienten möglichst auf dem schnellsten Wege wieder nach Hause wollten – aber darüber konnten sie nicht selbst bestimmen.[70]

Auch in Deutschland sieht die Geschichte der Psychiatrie nicht rosig aus. Im Sommer 2017 habe ich dazu per Zufall in Frankfurt eine beeindruckende Kunstinstallation gesehen. Ein großer grauer Betonbus wurde für mehrere Monate auf dem Goetheplatz aufgestellt und sollte an die Verbrechen an psychisch Kranken und geistig behinderten Menschen im Nationalsozialismus erinnern. Statt eine Behandlung zu erhalten, wurden Betroffene in grauen Bussen abtransportiert und anschließend vergiftet. Euthanasie nannte man das grausame Vorgehen, was aus dem Griechischen übersetzt so viel wie »guter Tod« heißt. Man wollte vermeintlich unwertem Leben ein Ende setzen. Allein in der NS-Anstalt Hadamar, in der Nähe von Limburg, wurden von 1941 bis 1945 10.122 Kranke getötet.[71]

Aber spulen wir ein bisschen weiter vor, denn das alles gehört zum Glück der Vergangenheit an und wir wollen hier schließlich mit alten Vorurteilen aufräumen. Uns interessiert doch vielmehr, wie der Alltag in einer Psychiatrie heutzutage aussieht. Machen wir mal einen Realitätscheck.

FREIWILLIG KOMMEN

Wer freiwillig in eine Klinik hineingeht, der kann im Regelfall auch jederzeit wieder hinausgehen (die Ausnahme sind Fälle von akuter Eigen- und Fremdgefährdung). Niemand hat großes Interesse daran, einen Patienten gegen seinen Willen festzuhalten. Auch wir arbeiten lieber mit Menschen zusammen, die etwas verändern wollen und denen wir umgekehrt unsere Hilfe anbieten können. Noch dazu sind die Wartelisten für einen Klinikplatz lang, der Aufnahmedruck ist groß und deswegen kommt es schon einmal vor, dass der eine oder andere Kollege leise aufatmet, wenn ein Patient auf eigenen Wunsch geht und einen Platz für einen anderen, als dringlich gemeldeten Patienten frei macht.

In die Psychiatrie kommen Menschen in Krisen und Menschen, die erkrankt sind. Oft ist das ihre letzte Hoffnung, nachdem sie bereits viele andere Wege gegangen sind. Manchmal hilft Abstand zum Alltag und ein Blick aus der Ferne auf das heimische Umfeld. Endlich einmal kein Leistungsdruck, endlich einmal keine Verpflichtungen. Oder es braucht eine engere Betreuung und Unterstützung, als das ambulant möglich wäre. Auch einige Medikamente sollten, wie wir bereits erfahren haben, besser unter ärztlicher

Beobachtung eindosiert werden, weil es zu unerwünschten Nebenwirkungen kommen kann.

Die meisten Patienten stimmen der Behandlung in der Psychiatrie zu, weil sie sich dort Hilfe erhoffen. Vorher haben sie nicht selten Wochen und Monate verzweifelt auf einen freien Therapieplatz gewartet. Das liegt an der großen Nachfrage, aber auch an den angesprochenen Notfällen, die dazwischengeschoben werden müssen. Diese kann man natürlich nicht vorhersehen und planen kann man sie auch nicht.

UNTERBRINGUNG BEI FEHLENDER FREIWILLIGKEIT

Es gibt auch Patienten, die nicht freiwillig in die Psychiatrie kommen. Sie befinden sich in psychischen Ausnahmezuständen, in denen es, wie angesprochen, um akute Eigen- oder Fremdgefährdung geht. Zum Beispiel wenn sich eine Frau mit einem Messer tief ritzt, in der Absicht, sich das Leben zu nehmen. Oder dann, wenn ein Mann in einem Wahnzustand Passanten auf der Straße angreift.

Menschen, die aufgrund einer akuten Gefährdungslage aufgenommen werden, können, solange sie sich in diesem Zustand befinden, natürlich nicht einfach wieder nach Hause gehen, auch wenn sie das wollen. Es handelt sich schließlich um eine Bedrohungssituation – es geht um Leben und Tod.

Eine Unterbringung gegen den eigenen Willen ist immer zeitlich begrenzt und fußt auf gesetzlichen Vorgaben. Sie wird also nicht mal eben so vollzogen, weil der Arzt heute einen besonders schlechten Tag hat.

FIXIERUNGEN

Die Vorgehensweise bei Fixierungen ist von Bundesland zu Bundesland unterschiedlich geregelt. Diese Maßnahme sollte jedoch immer das letzte Mittel der Wahl darstellen und muss gut begründet und dokumentiert werden. Im Falle eines Falles können Ärzte für ihre Entscheidungen in einer Notsituation im Nachhinein juristisch haftbar gemacht werden. Es handelt sich schließlich um einen schweren Eingriff in das Grundgesetz.

Wie oft es zu Fixierungen kommt, hängt vielleicht mit dem Deeskalationskonzept und der personellen Situation einer Station zusammen. Gefährliche Momente, in denen Patienten sich selbst oder anderen Schaden zufügen, kommen aber wahrscheinlich überall immer mal wieder vor. Die Kliniken stellt das vor eine große personelle Herausforderung, weil fixierte Personen unter ständiger Überwachung stehen sollten.

Ich kann mir gut vorstellen, wie einschüchternd und erschreckend eine solche Eskalation auf beobachtende Mitpatienten wirken muss. Auch ich als Behandlerin hatte davor immer großen Respekt und war heilfroh, wenn der Piepser seine Ruhe gab. Denn wenn er sich zu Wort meldet, dann ist keine Zeit zu verlieren. Dann muss man alles stehen und liegen lassen, um den Kollegen Unterstützung anzubieten. Dabei weiß man nie, was einen gleich erwartet und was dieser Situation vorausgegangen ist. Die Mitarbeiter der Kliniken werden für diese Krisen zwar regelmäßig geschult, schöner wird das aber auch mit ein bisschen Routine nicht.

Jetzt haben wir aber wieder nur über die Extremfälle gesprochen. Meist spielen sich die genannten Szenen nur auf den sogenannten Akutstationen ab. Auf anderen Stationen geht es wesentlich ruhiger zu.

NORMALER ALLTAG IN DER PSYCHIATRIE

Der Alltag in der Psychiatrie läuft nach einem sich wiederholenden Plan ab und besteht aus vielfältigen therapeutischen Angeboten. Auch aktuelle gesellschaftliche Trends bleiben da nicht außen vor. Yoga zum Beispiel wird nicht selten angeboten, aber auch Biofeedback (eine Technik, mit der wir lernen, Teile unseres Nervensystems zu beeinflussen, um so beispielsweise die Atmung besser steuern zu können), Bogenschießen, Tiertherapien, Gruppenangebote und Achtsamkeitstrainings gehören in einigen Kliniken zum Repertoire.[72] Auf vielen Stationen haben sich zudem die weißen Kittel verabschiedet. Das finde ich selbst natürlich auch begrüßenswert, unter anderem weil ich dann ein bisschen mehr Flexibilität bei meiner morgendlichen Kleiderwahl habe. Und ganz nebenbei steht mir Weiß auch nicht sonderlich gut.

Die Zukunft der Psychiatrie soll individueller gestaltet werden: mit wohnortnahen Angeboten, Hometreatments, ambulanten Nachsorgekonzepten oder der Möglichkeit, auch nach Entlassung an einzelnen Gruppenangeboten der Station teilzunehmen. Ziel ist es, die Verweildauer in einer Klinik zu reduzieren, was man vor dem Hintergrund der Einsparungen im Gesundheitswesen sicherlich auch kritisch beobachten muss. So betrug die durchschnittliche Aufenthaltszeit der Patienten in der Erwachsenenpsychiatrie im Jahr 2016 23,4 Tage bei 823.182 Fällen.[73] Eine Schnelltherapie in drei Wochen, nachdem man ein halbes Jahr auf einen freien Platz in der Klinik gewartet hat? Wenn man bedenkt, dass es locker eine Woche zum Ankommen und Kennenlernen braucht und der letzte Tag eigentlich nur noch Verabschiedung ist, dann kann man sich ungefähr ausrechnen, wie viel Zeit für die therapeutische Arbeit noch übrig bleibt. Selten ist die Arbeit nach dem stationären Aufenthalt beendet. Der Patient kehrt demnach nicht als vollständig »geheilt« nach Hause zurück. Im Gegenteil, es ist viel schwieriger, Erlerntes im Alltag allein anzuwenden. Meist werden an den klinischen Aufenthalt Anschlussmaßnahmen wie ein Reha-Aufenthalt oder eine ambulante Psychotherapie installiert, damit sich Erfolge stabilisieren können.

Bei allen Bemühungen, den Aufenthalt möglichst angenehm und in Vereinbarkeit mit privaten Verpflichtungen zu gestalten, bleibt die Psychiatrie unterm Strich immer ein Krankenhaus und will auch kein Hotel sein. Eine stationäre Therapie ist kein Urlaub von den Problemen, es ist vielmehr eine intensive Auseinandersetzung damit. Und es ist verdammt harte Arbeit.

WAS ANGEHÖRIGE TUN KÖNNEN – UND WAS NICHT

Wenn die Freundin das Lachen verliert, der gute Kumpel auf einmal nicht mehr im Fußballtraining auftaucht, die

Partnerin sich irgendwie verändert und die Tochter immer dünner wird, dann sind Familie, Arbeitskollegen, Freunde oder Nachbarn in Sorge. Ist das nur eine Phase? Verwächst sich das wieder? Oder müssen wir uns jetzt ernsthafte Gedanken machen? Woher sollen Angehörige die Antwort darauf kennen, wenn über psychische Erkrankungen so selten öffentlich gesprochen wird?

Ich finde, die große Verzweiflung und Unsicherheit des Umfeldes zeigt sich am Krankheitsbild Anorexia nervosa (Essstörung) besonders eindrücklich. Für Außenstehende ist es schwer nachvollziehbar, warum ein Mensch von jetzt auf gleich das Essen einstellt. Vor allem dann, wenn er dadurch vielleicht sein Leben gefährdet, die Periode nicht mehr wie gewohnt einsetzt und die Haare ausfallen. Für die meisten von uns ist Nahrung ein Genussmittel und der Verzicht darauf fällt schwer. Weil Essen nun mal ein Teil des gesellschaftlichen Lebens ist, gibt es folglich viele Situationen im Umgang mit den Betroffenen, in denen es zu Konflikten kommen kann. Das tägliche Mittagessen in der Kantine, der Ausflug ins Eiscafé oder der Besuch beim Lieblingsitaliener um die Ecke sind nur einige Beispiele. Oma Hildegard ist wahrscheinlich noch immer enttäuscht, weil ihre selbst gebackene Torte dieses Jahr vom Geburtstagskind verschmäht blieb.

Mehrmals habe ich erlebt, dass ganze Familien ihre Ernährung umgestellt haben, damit die Tochter des Hauses wenigstens ein bisschen was zu sich nimmt. Da wird selbst der Wochenendeinkauf im Supermarkt zur Nervenprobe, wenn die Kalorienangaben der Lebensmittelverpackungen genauestens studiert werden.

Eine besondere Herausforderung in der Eltern-Kind-Dynamik stellt die regelmäßige Gewichtskontrolle dar. Denn um über die Zu- oder Abnahme Protokoll zu führen, ist das kontinuierliche Wiegen (bestenfalls beim Haus- oder Kinderarzt, also an einem neutralen Ort) besonders wichtig. Manchmal ist daran eine Einweisung in die Klinik gebunden, insbesondere wenn das Gewicht so niedrig ist, dass es zu einem lebensbedrohlichen Zustand kommen kann. Weil die Betroffenen dies meist vermeiden wollen, versuchen sie nicht selten, beim Wiegen zu tricksen. Ob übermäßiges Trinken kurz vor dem Arztbesuch, doppelt und dreifach angezogene Unterwäsche und Gegenstände in eben dieser – dabei zählt jedes einzelne Gramm. Diese Schummeleien wirken sich auch auf das Vertrauensverhältnis zwischen Eltern und Kindern aus. Bei meinen jugendlichen Patienten gab es daher rund um das Thema sehr viele Konflikte: Die Eltern berichteten in den Elterngesprächen von großer Sorge, Verzweiflung, aber auch von Verärgerung, wenn das Gewicht des Schützlings trotz aller Bemühungen oder Androhungen immer weiter sank. Meine Patienten wiederum fühlten sich ständig kontrolliert und bewertet und davon waren sie natürlich total genervt. Es ist für alle Beteiligten eine schwierige Situation.

Auch andere psychische Erkrankungen wirken sich auf das Umfeld des Betroffenen aus. Eine Angsterkrankung, die »Stopp!« ruft, wenn man eigentlich gemeinsam ins Kino gehen wollte. Eine Depression, die einen wieder zurück ins Bett zieht, obwohl man eigentlich verabredet war. Stimmungsschwankungen können auf das Umfeld irritierend wirken – nie weiß man als Außenstehender, woran man gerade ist. Und natürlich kann eine getrübte Stimmung auf Dauer jeden noch so gut gelaunten Sonnenschein in die Knie zwingen.

ANGEHÖRIGENARBEIT IST WICHTIG

Letztens berichtete mir eine Jugendliche in einem Krisentermin von ihren ausgeprägten Suizidgedanken. Die Eltern hatten davon bisher nichts mitbekommen. Umso aufgelöster waren sie, als ich sie während des Termins zum Gespräch hinzubat, um sie über die Notlage ihrer Tochter aufzuklären. Der Vater konnte am Folgetag nicht zur Arbeit gehen, so sehr war er in Sorge um seine Tochter. Die ganze Nacht über grübelten die Eltern darüber, was sie in der Erziehung wohl falsch gemacht haben könnten, und waren voller Angst darüber, dass sich ihre Tochter jeden Moment etwas antun könnte. Diese wiederum wollte ihre Eltern nicht belasten und fühlte sich nun noch mehr unter Druck gesetzt.

Das Umfeld eines Patienten spielt also für die therapeutische Behandlung eine wichtige Rolle. »Haben wir dir doch schon lange gesagt«, werden die Systemiker an dieser Stelle wahrscheinlich triumphierend rufen. Wie dem auch sei, das sind gute Gründe dafür, dass man die Angehörigen in die Behandlung eines erkrankten Menschen mit einbeziehen und ihnen Unterstützung anbieten sollte. Und damit meine ich Angehörige allen Alters. Auch Kinder haben ein Recht zu erfahren, warum der Papa nun im Krankenhaus liegt und wieso der Arm ihrer Schwester mit blutigen Ritzwunden übersät ist. Wenn sie dafür nämlich keine Erklärungen von den Erwachsenen bekommen, dann machen sie sich selbst welche. Am besten bespricht man das Wie, Wann und Ob mit dem behandelnden Arzt oder Therapeuten.

Gespräche, in denen dem Betroffenen und hoffentlich auch seinen Angehörigen das Krankheitsbild näher erläutert wird, nennt man in der Welt der Psychiatrie Psychoedukation.[74] Es ist ein wichtiger Teil der Arbeit, damit Angehörige den Betroffenen unterstützen, vielleicht eigenes Verhalten noch einmal hinterfragen und die Krankheit besser verstehen können. Dann muss man als Behandler erklären, dass eine Depression etwas anderes ist als Traurigkeit in Endlosschleife. Das man auch nicht einfach so wieder glücklich sein kann, indem man einen Schalter umlegt. Oder dass sich eine Panikattacke verkleiden kann. Dann sieht sie von außen so aus wie ein lebensbedrohlicher Zustand, mit Schweißausbruch, Atemnot und Engegefühl in der Brust.[75]

Zum aktuellen Zeitpunkt findet die Angehörigenarbeit für meinen Geschmack viel zu wenig statt. In der Kinder- und Jugendpsychiatrie, -psychosomatik und -psychotherapie immerhin mehr als im Erwachsenenbereich. Es ist wichtig, die Eltern eng in die Behandlung mit einzubeziehen, weil sie die Entwicklung ihres Kindes in weiten Teilen mitgestalten. Kleine Änderungen im Alltag wie eine andere Tagesstruktur oder die Anmeldung in einer Hausaufgabenbetreuung können bereits Großes bewirken. Außerdem tragen Eltern eine verbindliche Verantwortung für das körperliche und psychische Wohlergehen ihrer Kinder, die sogenannte Gesundheitsfürsorge (ein Teilbereich der elterlichen Sorge). Ihre Zustimmung ist zum Beispiel bei der Gabe von Psychopharmaka und bei einer psychotherapeutischen Behandlung notwendig. Bei getrennt lebenden Eltern, die sich das Sorgerecht teilen, ist das Einverständnis beider notwendig.

Über meinen Blog werde ich hin und wieder von Jugendlichen angeschrieben. Sie wollen eine Psychotherapie machen, haben allerdings Bedenken, ihre Eltern darüber zu informieren. Manche wollen diese nicht zusätzlich belasten, ihr eigenes Ding machen oder fürchten sich vor ihren Reaktionen. Eine psychotherapeutische Behandlung kann allerdings nur dann stattfinden, wenn die Erziehungsberechtigten damit einverstanden sind. Ab dem 16. Lebensjahr müssen Eltern nur noch über die Behandlung informiert werden, ihre Einverständnis ist aber nicht mehr notwendig.[76] So oder so, der Inhalt der Stunden bleibt in allen Fällen immer vertraulich und fällt unter die ärztliche Schweigepflicht. Diese besteht, bis auf Ausnahmen in Form von akuter Eigen- und Fremdgefährdung, natürlich auch gegenüber den Eltern. Egal, wie alt das Kind ist.

KINDER MIT PSYCHISCH KRANKEN ANGEHÖRIGEN

Kinder, die mit psychisch kranken Menschen zusammenleben, können erschwerten Entwicklungsbedingungen ausgesetzt sein. Zum Beispiel in Hinblick auf Zuwendung, wenn die Erwachsenen mit dem erkrankten Geschwisterkind oder Partner beschäftigt sind. Allein die Fahrten zu Arzt- und Therapieterminen, Schulbesprechungen oder zahlreiche Krisengespräche zwischendurch können ganz schöne Zeitfresser sein.

Außerdem kann eine psychische Erkrankung Einfluss auf die Bindung zum Kind haben und die Entstehung psychischer Krankheiten begünstigen. Zum Beispiel dann, wenn man, gefangen in der Blase einer Depression, die Signale des Kindes nicht richtig deuten kann. Bei einigen psychischen Krankheiten gibt es zudem eine genetische Disposition, das heißt eine Veranlagung, diese an die nachfolgende Generation weiterzugeben (dazu zählt beispielsweise die Schizophrenie).

Viele Gründe sprechen also dafür, Kinder mehr in den Behandlungsprozess eines psychisch kranken Elternteils mit einzubeziehen, auch um ihre Entwicklung im Blick zu behalten. In diesem Sinne wäre beispielsweise eine engere Kooperation zwischen Erwachsenen- und Kinder- und Jugendpsychiatrie wünschenswert, um das Anfangsstadium einer psychischen Erkrankung rechtzeitig zu erkennen und gegebenenfalls schnell intervenieren zu können. Zudem gibt es viele gute Präventionsprogramme und Möglichkeiten, um die Resilienzfaktoren des Kindes weiter auszubauen. Andere Projekte bieten Kindern einen neutralen Ort, an dem sie ihre Sorgen und Bedenken frei aussprechen können. Es gibt zudem schöne Kinderbücher, mit denen man das Thema bearbeiten kann. Mehr dazu am Ende dieses Buches.

PARENT BLAMING

Auch die Elternschaft unter einer psychischen Erkrankung ist nicht leicht. Oft sind sich die Betroffenen der Risikofaktoren für ihre Schützlinge bewusst und von vielen Schuldgefühlen und Unsicherheiten geplagt. Oder sie werden von ihrem Umfeld mit Vorwürfen bombardiert. Dabei leiden sie meistens sowieso schon unter Selbstzweifeln und scharfer Eigenkritik.

Es ist wichtig, für diese Sorgen und Gedanken einen wertfreien Raum zu schaffen. Heutzutage ist das Elternsein ohnehin schon keine leichte Angelegenheit. Überall lauern Tipps, Ratgeber oder andere Besserwisser, die es alle noch besser können. Da gibt es ganze Foren, in denen sich Eltern rund um die Uhr nur über das Thema Kindererziehung austauschen. Da kann nicht jeder mithalten, vor allem nicht, wenn er selbst mit sich zu kämpfen hat. Aber das heißt nicht, dass man deswegen eine weniger gute Mutter oder ein weniger guter Vater ist.

Die Suche nach einem Schuldigen ist insgesamt wenig hilfreich. Leider wird Vätern und Müttern gerade im Zusammenhang mit den psychodynamischen Theorien gern der schwarze Peter zugeschoben. Ich glaube, das hält viele davon ab, sich Hilfe für ihre Kinder zu suchen. Und wer sich fachliche Unterstützung sucht, hat manchmal die schlimmsten Befürchtungen: Werden sie das dem Jugendamt melden? Dabei wollen wir doch in erster Linie mit- und nicht gegeneinander an der weiteren Entwicklung des Kindes arbeiten.

Ich wiederhole mich vielleicht, aber: Hilfe anzunehmen, ist keine Schwäche und das optimale Leben, die perfekte Kindheit gibt es nun einmal nicht. In der heutigen Zeit sind Familien viel mehr auf sich allein gestellt, als das in den Großfamilien früher der Fall war. Wenn es einem Familienmitglied schlecht ging, waren da immer noch viele andere Bezugspersonen im Haus, die bei Bedarf aushelfen konnten. Heute gibt es wesentlich mehr Alleinerziehende oder Familien, die weit weg vom Rest der Verwandtschaft wohnen. Daher sind Eltern nun mehr auf externe Hilfen angewiesen. Schön dagegen, wenn Angehörige ernsthaft Interesse daran haben, Betroffene zu unterstützen - nur wie?

TIPPS FÜR ANGEHÖRIGE

An sich selbst denken

Psychische Erkrankungen fordern viel Aufmerksamkeit, Zeit und Geduld. Daher gilt für Angehörige als erstes Gebot, dass sie auf sich selbst aufpassen sollten. Es ist wichtig, eigene Grenzen zu spüren und diese zu schützen. Wer am Limit ist, kann nicht für andere da sein, so einfach ist das. Das hat auch überhaupt nichts mit Egoismus zu tun. Therapeuten machen das nämlich ganz genauso. So ist es unter meinen Kollegen ein offenes Geheimnis, dass Stunden mit Depressiven ziemlich viel Energie rauben können. Das liegt ganz einfach am Störungsbild und nicht an der jeweiligen Person. Weil ich das weiß, sorge ich für mich selbst. Das mache ich, indem ich mir, wenn möglich, nicht mehrere Termine mit depressiven Patienten hintereinander vornehme. Davon profitiere ich selbst, aber vor allem die Patienten, weil ich ihnen wiederum besser helfen kann, wenn ich wacher und individueller auf die jeweiligen Umstände eingehen kann. Das Stichwort lautet also Selbstfürsorge. Wir lernen es im Erste-Hilfe-Kurs und wir lernen es in der Sicherheitsunterweisung im Flugzeug: Bitte bringen Sie immer zuerst sich selbst in Sicherheit. Erst danach sind die anderen dran.

Ich bin außerdem ein großer Fan von Angehörigengruppen. Zusammen ist man immer stärker und noch dazu kann man von den Erfahrungen anderer Betroffener profitieren. Das Aussprechen von Sorgen und Ängsten ist zudem gut für die eigene Psychohygiene.

Wie helfen?

Es wäre allen psychisch kranken Menschen damit geholfen, wenn wir unseren Blick auf die verschiedenen seelischen Erkrankungen verändern würden. Wenn der Besuch eines Psychotherapeuten genauso normal wäre wie die Routinekontrolle beim Zahnarzt. Erinnert ihr euch beispielsweise noch an den hilfreichen Erklärungsansatz der Verhaltenstherapeuten, die in psychischen Erkrankungen einfach nur dysfunktionales Verhalten sehen?

Ganz konkret können Angehörige bei der Suche nach einem Experten behilflich sein. Es ist nämlich gar nicht so einfach, sich bis zu einem Psychotherapeuten durchzukämpfen und einen Termin zu ergattern. Auch der Weg in die Praxis oder ein Telefonat können für zurückgezogene Menschen Hindernisse darstellen, die mit Begleitung besser zu bewältigen sind.

Angehörige können zudem eine Unterstützung bei der Alltagsaktivierung sein und die Teilnahme am gesellschaftlichen Leben fördern. Manchmal ist es einfach nur ein Kinobesuch, der die Negativspirale der Gedanken zumindest vorübergehend durchbricht. Viele Betroffene haben außerdem eine gute Vorstellung davon, was ihnen guttun könnte. Daher lohnt es sich, dies zu erfragen. Nicht selten hilft es, einfach zuzuhören, ohne zu bewerten. Nachzufragen, wie man helfen kann, sich interessieren, das Gegenüber ernst nehmen oder anbieten, dass man da ist, wenn man gebraucht wird.

Krankheitsgewinn

Bei all diesen Bemühungen ist aber auch Vorsicht geboten. Zu viel Hilfe von außen ist nicht immer förderlich und kann unter Umständen sogar dazu beitragen, eine Krankheit aufrechtzuerhalten. In diesem Sinne schadet auch ein bisschen Fachwissen nicht. Zum Bespiel darüber, dass jede Krankheit auch eine mehr oder weniger positive Seite hat. Krankheitsgewinn sagt man in der Fachsprache dazu. Dann kann so eine Essstörung auch irgendetwas Gutes haben, wenn man, anstatt zu grübeln, permanent Kalorien zählt. Oder man dank der Ängste nicht mehr in die Schule gehen muss. Es gibt verschiedene Formen des Krankheitsgewinns, die ich im Folgenden näher erläutern will.

Vom sekundären Krankheitsgewinn spricht man, wenn ein Mensch durch seine Erkrankung von seinem Umfeld etwas Positives bekommt, wenn er also einen Zugewinn hat. Zum Beispiel in Form von Zuwendung, wenn der Partner kleine Aufmerksamkeiten mitbringt, um seine Freundin zu erheitern. Oder in Form von Entlastung, wenn eine Mutter das Zimmer ihres fast volljährigen Sohnes aufräumt, um ihn damit nicht noch zusätzlich zu belasten. Das findet der natürlich prima, denn Aufräumen ist eine ziemlich nervige Sache. Kranksein kann also auch attraktive Seiten haben und damit sind wir gleichzeitig bei einem großen Problem gelandet. Manchmal sind die Vorzüge der Erkrankung nämlich so angenehm, dass sie einer Verabschiedung von ihr (unbewusst) im Wege stehen. Das ist, denke ich, eine wichtige Information für alle Angehörigen und man muss gegebenenfalls im Einzelfall mit dem Behandler prüfen, ob Freunde und Familie ihre Zuwendung im Sinne einer Gesundung etwas reduzieren sollten. Zum Beispiel indem sie der Erkrankung nicht immer weiter Futter geben, sondern anderen Themen oder positiven beziehungsweise gesunden Anteilen der Person mehr Raum geben.

Vom tertiären Krankheitsgewinn spricht man, wenn Dritte von der Erkrankung des Betroffenen profitieren. Zum Beispiel der behandelnde Therapeut, der sich durch seinen Patienten gebraucht fühlt und seinen Lebensunterhalt damit verdient, dass es psychisch kranke Menschen gibt. Wenn das Helfen zur Sucht wird und damit eigene Schwächen kompensiert werden, dann spricht man übrigens vom Helfersyndrom. Grenzenlose Hilfsbereitschaft führt dazu, dass Professionelle an ihre Grenzen und darüber hinaus gehen, um so ihr eigenes meist schwaches Selbstwertgefühl aufzuwerten oder von den eigenen Baustellen abzulenken.

Beim primären Krankheitsgewinn handelt es sich um einen inneren (intrapsychischen) Vorgang. Die Symptome führen zu einer Entlastung, weil der eigentliche Konflikt durch die Vermeidung der angstauslösenden Situation umgangen wird. Der Konflikt muss also erst einmal nicht bearbeitet werden und deswegen zieht sich auch die Angst zurück. Wir nennen diesen Vorgang in der Tiefenpsychologie Kompromissbildung. Weil das ziemlich kompliziert klingt, soll ein Beispiel für mehr Klarheit sorgen: Ein Mensch mit einer sozialen Phobie tut sich schwer bei Kontakten mit anderen, fremden Menschen. Deswegen bleibt er einfach zu Hause (Vermeidung), dann muss er sich auch nicht mit seinen Ängsten auseinandersetzen. Sein Konflikt wird nicht bearbeitet und deswegen ist der Mensch zumindest kurzfristig entlastet.

FREUNDE ERSETZEN KEINE BEHANDLUNG

Angehörige können also eine ganze Menge tun und unterstützend beistehen, müssen dabei aber immer auf sich selbst achten. Freundschaftliche Hilfe hat ihre Grenzen und Freunde und Familie ersetzen auch keine psychotherapeutische Behandlung. Gott sei Dank leben wir in einem Land, in dem man sich professionelle Hilfe suchen kann, wenn man das möchte. Darauf sollten Angehörige unbedingt verweisen, weil man Krankheiten behandeln muss. Und dann sollten sie sich auch ein bisschen frei machen von der Vorstellung, dass sie für das Wohlergehen des Gegenübers zuständig sind. Die Verantwortung für die eigene Gesundheit und auch die Entscheidung darüber, etwas an diesem Zustand zu ändern, trägt am Ende sowieso jeder Mensch für sich allein. Das muss auch ich mir immer wieder ins Gedächtnis rufen.

VERKAUFSSCHLAGER UNTER DEN PSYCHISCHEN ERKRANKUNGEN

Es gibt Krankheiten, die laufen einem in der Psychiatrie und Psychosomatik ziemlich häufig über den Weg. Das ist gut für uns Behandler, denn wenn man etwas oft sieht, entwickelt man darin natürlich eine gewisse Expertise. Falls nicht, gibt es zumindest viele Forschungsarbeiten, Fortbildungen und umfassende Fachliteratur zum Nachlesen. Umgekehrt heißt das aber auch, dass an einer Krankheit besonders viele Menschen erkrankt sind, und das ist natürlich keine besonders erfreuliche Nachricht.

Ein paar dieser »alten Bekannten« möchte ich im Folgenden kurz vorstellen, weil es selbst bei diesen häufigen Störungen noch ziemlich viele Vorurteile gibt. Dabei orientiere ich mich an den Top-fünf-Diagnosen, die laut Robert Koch-Institut zu den häufigsten psychischen Störungen in Deutschland zählen.[77]

ANGSTSTÖRUNGEN

Ich habe Flugangst, wirklich, Todesangst in so einem fliegenden Ding. Langstrecken sind mein absoluter Horror, ach, was sage ich, eigentlich sind alle Flüge mein absoluter Horror. Ganz besonders schlimm war es auf meinem letzten Flug nach Barcelona. Das war ausgerechnet der Jahrestag des Absturzes der Germanwings-Maschine. Ironischerweise flog ich mit drei weiteren Therapeutenkolleginnen, die jeweils auch ein mulmiges Gefühl im Bauch hatten.

Ja sicher, eine Therapeutin sollte es doch besser wissen. Sie sollte Entspannungsübungen anwenden und sich an einen anderen Ort träumen. Sie sollte sich sagen: »Es ist nur ein Gefühl und Gefühle gehen vorbei.« Sie sollte sich an die Statistik erinnern, sich die Realität vor Augen führen und sich bewusst machen, dass Flugzeuge die sichersten Verkehrsmittel überhaupt sind. Soweit die Theorie. Aber in der Realität sieht die Sache anders aus. Genau genommen sieht es nach Todesangst aus. Kurz vor: Man reiche mir eine schnell wirkende Beruhigungstablette. Und wenn das nicht geht, möchte ich bitte sofort aussteigen.

Angst ist eben ein Gefühl, das jeder Mensch kennt, und wer jetzt den Kopf schüttelt und »Da habt ihr die Rechnung ohne mich gemacht« ruft, der hat vermutlich ein noch größeres Problem. Grundsätzlich ist Angst, auch wenn sie anders rüberkommt, etwas Gutes und überlebenswichtig ist sie auch. Unsere Vorfahren hat sie schon aus so manch einer brenzligen Situation gerettet: Wenn das Herz rast und die Atmung flacher wird, dann hat der Körper genügend Energie, um in Gefahrensituationen fliehen oder sich verteidigen zu können (Fight-or-Flight-Modus). Auch der sogenannte Tunnelblick ist eine nützliche Eigenschaft, die früher auf der Jagd überlebenswichtig war. Wie bei einer Spiegelreflexkamera wird das Ziel fokussiert und alles andere unscharf. Wen interessiert schon das Drumherum, wenn er gerade von einem Bären angegriffen wird?

Schwierig wird es, wenn sich die Angst immer wieder in alltäglichen, eigentlich ungefährlichen Situationen zu Wort meldet. Eine Art Fehlalarm, der sich in der Bahn, im Fahrstuhl oder im Kinosaal entzündet. Einfach so, ohne ersichtlichen Grund, ohne eine erkennbare Gefahr. Wenn aus Ängstlichkeit Todesangst wird, wenn ein normaler Alltag nur noch schwer möglich ist und bestimmte Dinge oder Situationen gemieden werden, dann sprechen wir von einer Angststörung. Laut einer Studie des Robert Koch-Instituts (2016) erkranken innerhalb eines Jahres 15 Prozent der Bevölkerung an der genannten Störung.[78] Die Angststörungen teilen sich in verschiedene Untergruppen auf.

Bei der **Sozialen Phobie** haben die Patienten Ängste vor Situationen mit anderen Menschen. Sie befürchten zu versagen, sich zu blamieren oder bewertet zu werden. Das kann bei einem Referat sein, aber auch in ganz alltäglichen Momenten, zum Beispiel in der Mittagspause mit den Kollegen oder im Austausch mit einem Kunden. Manchmal ist die Störung sogar so ausgeprägt, dass sich Patienten fast vollständig vom sozialen Leben verabschieden (Vermeidungsverhalten). Nicht selten ziehen sie sich dann in die PC-Welt zurück. Was für eine große Hürde muss es gerade für diese Menschen sein, sich erstens auf den Weg zum Therapeuten zu begeben, sich zweitens fünfzig Minuten auf ein Gespräch mit einem fremden Menschen einzulassen, um sich drittens so zu öffnen, dass sie damit angreifbar und verletzlich werden.

Bei der **Panikstörung** handelt es sich um intensive, wiederkehrende Angstattacken aus heiterem Himmel. Betroffene leiden unter körperlichen Symptomen wie Brustschmerzen, Atemnot oder Schweißausbrüchen, die an einen lebensbedrohlichen Zustand erinnern und Todesängste auslösen können. Deswegen werden diese Patienten meist erst einmal mit Blaulicht und Tatütata in die Notaufnahme gefahren.[79] Nachdem körperliche Ursachen ausgeschlossen wurden, ist es für viele nicht so leicht nachvollziehbar, dass hinter ihren körperlichen Empfindungen wirklich *nur* die Psyche stecken soll.

Menschen mit **Agoraphobie** ängstigen sich davor, sich aus dem geschützten heimischen Umfeld herauszubewegen, oder vor anderen Situationen und Orten, beispielsweise in Menschenmassen oder auf öffentlichen Plätzen.[80] Manchmal ist diese Erkrankung auch mit Panikzuständen kombiniert.

Die **generalisierte Angststörung** wird dann diagnostiziert, wenn die Angst »frei flottierend« ist und sich nicht auf einen bestimmten Auslöser oder eine Situation bezieht. Sie ist weniger kontrollierbar und zieht sich durch die unterschiedlichsten Lebensbereiche. Ein ungebetener Dauergast.

Zuletzt gibt es noch die **Trennungsängste des Kindesalters.** Wie der Name verrät, haben diese Kinder Ängste, wenn sie nicht mit ihrer Bezugsperson zusammen sind. Oder sie sorgen sich darum, dass ihr etwas zustoßen könnte. Oft fällt ihnen der Schulbesuch schwer und es kommt zu vielen Fehlstunden. Nicht selten äußert sich diese Störung durch körperliche Symptome an Schultagen wie Bauchschmerzen oder Kopfweh.

Das richtig Fiese an den Angsterkrankungen ist die sogenannte Angst vor der Angst (Erwartungsangst). Betroffene fürchten sich bereits Stunden vor der eigentlichen Situation, dass die Angst wieder auftauchen könnte. Das löst körperliche Reaktionen wie schwitzende Hände oder schnellen Herzschlag aus. Außerdem sind sie besonders darauf getrimmt, ihre körperlichen Reaktionen zu beobachten und zu bewerten. Unterm Strich geben sie der Angst damit Futter. Umso höher nämlich der Stresspegel, desto schwächer ist die Abwehr. Tritt die Angst dann wirklich auf, sehen sich die Betroffenen in ihren Bedenken nur noch bestätigt und das Ganze geht beim nächsten Mal wieder von vorn los. Wir nennen das den Teufelskreis der Angst.

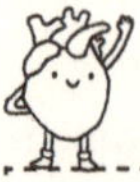

FALLBEISPIEL

Ich hatte mal eine Patientin, die Ängste vor der Fahrt in öffentlichen Verkehrsmitteln entwickelte. Stunden, ja fast Tage vor diesen Situationen begann sie zu grübeln, berichtete von schlaflosen Nächten, in denen sie sich die schlimmsten Katastrophen ausmalte. Um diese Situationen irgendwann ganz zu umgehen, fuhr sie nicht mehr mit dem Bus oder der Bahn zur Arbeit. Stattdessen nahm sie auch bei Regenwetter lieber einen täglichen Fußmarsch von einer Stunde in Kauf. Immerhin konnte sie auf diesem Wege, trotz Erkrankung, ihrer Arbeit nachgehen. Dennoch war sie in ihrem Alltag sehr eingeschränkt und litt darunter, sich nicht mehr nach Lust und Laune mit ihren Freunden treffen zu können. Ihr Vermeidungsverhalten führte auch nicht im Geringsten dazu, dass das Problem besser wurde. Im Gegenteil: Nach einiger Zeit entwickelte sie auch Ängste, wenn sie als Beifahrerin bei Freunden im Auto saß.

Behandlungsmöglichkeiten und Prognose

Ängste kann man ganz gut behandeln. In erster Linie muss aber jeder Mensch für sich selbst entscheiden, ob er das will. Wer Flugangst hat, muss nicht zwangsweise fliegen. Wer in

Aufzügen Panik bekommt, kann auch einfach die Treppe nehmen. Hier kommt wieder der individuelle Leidensdruck ins Spiel. Aber mal ehrlich, wer lässt sich schon gern von einem Gefühl vorschreiben, wo er seinen Urlaub zu machen hat oder wie er in den fünften Stock kommt?

Ein Therapeut kann beim Erlernen von Bewältigungsstrategien helfen und den Ursachen für die Entstehung der Angststörung auf den Grund gehen. Entspannungsübungen, autogenes Training oder die progressive Muskelentspannung sind ziemlich gute Gegenmittel, weil sie das Stresslevel senken. Manchmal hilft es auch, die ängstigenden Gedanken zu Ende zu denken und in die Realität zu holen: Was kann schon im allerschlimmsten Fall passieren, wenn der Zug im Tunnel stecken bleibt? Was würde weiter passieren, wenn ich das Referat total verhaue? Ich versuche zudem daran zu erinnern, dass Angst ein Gefühl ist, das vorübergeht. Oder wer von euch hatte schon mal 24-Stunden-Dauerangst? Geht gar nicht, also rein körperlich.

Und dann gibt es auch noch eine Reihe von Tricks und gedanklichen Übungen, die unser Hirn von den negativen Gedanken ablenken. Hierzu zählen Abzählreime, Matheaufgaben, das Aufsagen verschiedener Zahlen in unkoordinierter Reihenfolge (in etwa so: 231-3-56-5039 usw.) und verschiedene Gymnastikübungen, die unsere Aufmerksamkeit fordern, wie etwa der Einbeinstand. Ein Handy mit Notfallnummern oder eine Art Krisenplan können entlastend wirken, das Gegenteil von Angst ist nämlich Sicherheit. Das alles sind Hilfsmittel, die man meist in der Zusammenarbeit mit dem Therapeuten sammelt. In den Leitlinien der Arbeitsgemeinschaft der Wissenschaftlichen Medizinischen

Fachgesellschaften (AWMF) werden neben Psychotherapie und Psychopharmaka auch Sport und die Teilnahme an Selbsthilfegruppen empfohlen.[81]

Die Verhaltenstherapie arbeitet bei Ängsten mit einer Exposition-in-vivo (Livekonfrontation). Das ist ein ziemlich etabliertes und nachweislich (zumindest kurzfristig) effektives Verfahren. In der Kurzfassung heißt das: Der Therapeut begleitet den Patienten, meist gegen Ende der Therapie, in die Angstsituation. Dabei werden die zuvor erlernten Strategien angewandt. Vor Kurzem habe ich gelesen, dass dazu auch neue Medien eingesetzt werden können, um den Patienten in die virtuelle Angstsituation zu versetzen (per Oculus-Rift-Brille). Man darf also gespannt sein, was der technologische Fortschritt in Zukunft an weiteren Behandlungsoptionen mit sich bringen wird.

Ein anderes Verfahren der Verhaltenstherapie zur Behandlung von Ängsten ist die systematische Desensibilisierung, bei der der Patient Schritt für Schritt mit dem angstauslösenden Reiz konfrontiert wird.

Mir gefällt im Zusammenhang mit Ängsten die Sicht der positiven Psychotherapie (ein Abkömmling aus den psychodynamischen Verfahren) ziemlich gut. Die Anhänger versuchen, bei allen Symptomen die Ressourcen und das Gute zu beachten. Angst wird demnach nicht negativ gedeutet. Angst ist Veränderung. Angst ist (Über-)Lebenswille. Angst ist Entwicklung. Angst ist Antrieb.

Ob nun Verhaltenstherapie, Tiefenpsychologie oder Psychoanalyse – ganz egal, welches therapeutische Verfahren man wählt: Der Weg aus der Angst ist der Weg durch die Angst. Was praktisch heißt, dass man sich immer irgendwie der angstauslösenden Situation stellen muss. Am Ende soll sie aber nie ganz verschwinden. Genau wie Freude, Wut oder Trauer gehört Angst zum Menschsein eben dazu.

DEPRESSIONEN

Die Medien sagen, die Depression sei eine Volkskrankheit. Wie man zu dieser Nominierung kommt, weiß ich nicht. Fakt ist aber, dass sie unter den psychischen Störungen als Grund für Arbeitsunfähigkeit im Jahr 2014 auf Platz eins stand. Folglich müssen schon eine ganze Menge Menschen davon betroffen sein.[82] Die WHO (2017) schätzt, dass weltweit circa 22 Millionen Menschen daran erkrankt sind.[83] Umso erschreckender ist in diesem Zusammenhang das Ergebnis einer Umfrage (Deutschland Barometer) aus dem Jahr 2017, in der zweitausend Deutsche zu ihrem Wissen über Depressionen interviewt wurden. Dabei gaben 18,1 Prozent der Befragten an, Schokolade oder etwas Süßes sei ein gutes Heilmittel gegen depressive Episoden, 18,7 Prozent dachten, die Betroffenen müssten sich eben einfach mal zusammenreißen, und 78 Prozent der Befragten sahen Urlaub als eine geeignete Behandlungsmöglichkeit an.[84] Vielleicht übernimmt die Krankenkasse dann auch die Kosten für den jährlichen Mallorca-Trip? Spaß beiseite, es gibt in Sachen Aufklärungsarbeit ganz offensichtlich noch viel zu tun. Fangen wir also an.

Depression leitet sich von dem lateinischen Wort »deprimere« ab und bedeutet so viel wie »niederdrücken«. Der Name ist Programm, denn ein Hauptsymptom der Erkrankung ist eine fast täglich gedrückte Stimmung, die oft mit Interessenverlust, Müdigkeit oder Antriebsschwäche einhergeht. Richtig gehört: Erkrankung. Depression ist nicht einfach nur Traurigkeit im Dauermodus, sondern eine Krankheit, die man sich übrigens auch nicht aussucht. Sätze wie »Lach doch mal!«, »Jetzt nimm es halt nicht so schwer!«, »Wir alle sind mal traurig!« oder »Morgen sieht die Welt schon wieder anders aus!« sind, ganz nebenbei, keine große Hilfe. Das ist in etwa so, als würde man einem Asthmatiker während eines Anfalls sagen, er solle sich bitte nicht so anstellen, einfach mal entspannen und wieder normal durchatmen.

Das Erscheinungsbild und die Dauer der Depression fallen von Mensch zu Mensch unterschiedlich aus und Symptome können stunden-, tage-, oder wochenlang anhalten. Je nach Ausprägung treten Grübeleien, vermindertes Selbstvertrauen, Konzentrationsschwäche, veränderte Körperwahrnehmungen, Entscheidungsschwierigkeiten, Schlafstörungen oder Appetitverlust auf. Gefährlich kann es werden, wenn Suizidgedanken oder suizidale Handlungen und Selbstverletzungen der letzte Ausweg zu sein scheinen.

Im ICD unterscheiden wir verschiedene Schweregrade einer depressiven Episode: leicht, mittel oder schwer. Bei letzterer können auch psychotische Symptome hinzukommen (zum Beispiel Versagenswahn oder hypochondrischer Wahn).[85] Je nach Ausprägung sind die Betroffenen nicht mehr dazu in der Lage, am gesellschaftlichen Leben teilzunehmen.

An so einer Depression kann jeder erkranken, ganz egal, ob jung oder alt. Erste Hinweise wie Spielunlust, häufiges Weinen oder Schlafstörungen sind erst mal nicht sonderlich auffällig und weil Kinder noch keinen umfassenden Sprachschatz haben, ist es schwierig, die Krankheit in jungen Jahren zu diagnostizieren. Häufig wird sie einfach übersehen. Die Wahrscheinlichkeit, von einer depressiven Episode betroffen zu sein, nimmt mit den Jahren mehr und mehr zu.[86]

Bei der Diagnosestellung müssen andere Gründe, die für die Entstehung der depressiven Symptomatik verantwortlich sein könnten, ausgeschlossen werden. Substanzmissbrauch durch Cannabiskonsum zum Beispiel, eine beginnende Demenz oder die Einnahme von bestimmten Medikamenten verursachen möglicherweise ähnliche Symptome.

Unterschiede zwischen Männern und Frauen

Schlechte Nachrichten gibt es leider mal wieder für das weibliche Geschlecht, denn Frauen sind deutlich häufiger von Depressionen betroffen als Männer (wobei dies ein bisschen zu relativieren ist, denn man vermutet, dass die Dunkelziffer unter den Männern hoch ist). Überhaupt zeigen sich schon Mädchen empfänglicher für internalisierende, nach innen gerichtete Störungen wie Depressionen oder Ängste. Diese Störungen sind für das Umfeld schlechter ersichtlich und bleiben daher länger unerkannt und unbehandelt. Da trifft es das Sprichwort »etwas in sich hineinfressen« ganz gut.

Jungs neigen dagegen eher zu externalisierenden, nach außen gerichteten Störungen, zum Beispiel in Form von Impulsdurchbrüchen oder Aggressionen (wie bei der Störung des Sozialverhaltens). Dafür bekommen sie von ihrem Umfeld deutlich mehr Aufmerksamkeit (wenn auch negative, aber Aufmerksamkeit ist Aufmerksamkeit) und es wird schneller interveniert, weil das Verhalten als störend empfunden wird.[87] Das hat sicherlich etwas mit Temperament zu tun, aber wohl auch mit Erziehung und damit, inwiefern Gefühle, die Verletzlichkeit zeigen, akzeptiert werden. Denn trotz der Bemühungen vieler Eltern, ihre Kinder möglichst genderneutral aufwachsen zu lassen, bleiben bestimmte Rollenbilder immer noch haften. Ein Indianer kennt keinen Schmerz oder *boys don't cry*. Und Mädchen haben eben auch selten einen Boxsack in ihrem Zimmer hängen, aber ziemlich sicher liegt irgendwo eine Puppe herum.

Die Erziehungspraktiken der Eltern unterscheiden sich heute je nach Geschlecht des Kindes nach wie vor, wenn auch in geringem Umfang. Mit zunehmendem Alter trennt sich die Kluft aber immer weiter. So gewähren Eltern ihren Söhnen mehr Autonomie als den Töchtern, berichten aber auch davon, häufiger disziplinarische Maßnahmen aussprechen zu müssen. Bei Töchtern hingegen wird eher mit kritischem Auge auf die Liebeleien des Schützlings geschaut und das Familienklima von allen Parteien als wärmer und inniger beschrieben, als das bei den Jungs der Fall ist.[88] Es gibt sie also weiterhin, die Unterschiede.

Behandlungsmöglichkeiten und Prognose

Eine Depression kann man natürlich nicht mit Süßigkeiten, nicht mit Zusammenreißen und auch nicht mit Urlaub heilen. Es hilft nicht, wenn man daran denkt, dass es andere auch nicht leicht haben, und auch mit viel Willenskraft allein wird man nicht wie durch Zauberhand einfach so wieder gesund. Was hilft, ist eine Behandlung. Auch wenn es eine hartnäckige Krankheit ist, haben wir heute verschiedene Therapieansätze, die Besserung in Aussicht stellen.[89]

Die Behandlung von Depressionen erfolgt meist auf mehreren Ebenen. Unter den psychotherapeutischen Verfahren wurde die Verhaltenstherapie gut erforscht und hat sich als hilfreich herausgestellt.[90] Auch medikamentös gibt es einige durchaus effektive Behandlungsoptionen. Im Kleinen kann man versuchen, eine regelmäßige Tagesstruktur zu etablieren, sich gezielt positive Aktivitäten vorzunehmen und regelmäßig Sport zu treiben. Vielleicht hilft es auch, den verborgenen Gefühlen durch künstlerische Aktivitäten Ausdruck zu verleihen. Jede minimale Verbesserung ist ein Gewinn. Leider versuchen manche Menschen, ihre depressiven Phasen mit einer Art Selbstmedikation durch Alkohol zu bewältigen. Das kann im ungünstigsten Fall in der Sucht enden.

ALKOHOLABHÄNGIGKEIT

Viele von euch werden es irgendwann schon einmal am eigenen Leib gespürt haben: Alkohol ist ein Teufelszeug. Egal, ob Weißweinschorle, kühles Bier oder Gin Tonic – es ist erschreckend, wie lang und wie unterschiedlich sich übermäßiges Trinken auf das körperliche Wohlbefinden und die Psyche auswirken kann. Ich sage nur Katerstimmung. Vorübergehende Nachwirkungen wie Übelkeit, Kopfschmerzen oder Gleichgewichtsstörungen dürften dem einen oder anderen vielleicht noch von der letzten Sause in Erinnerung geblieben sein. Regelmäßiger Alkoholkonsum aber kann auf Dauer richtig gefährlich werden und Magen, Leber, das Herzkreislauf- und das Nervensystem schädigen. Zudem steigt das Risiko, an einer Form von Krebs zu erkranken, und es kann zur Impotenz kommen.

Wie gesellschaftsfähig Alkoholkonsum heutzutage ist, merken die, die keinen trinken wollen oder können. Ich hatte mal eine Zeit lang keine Lust auf Bier und Wein und wurde ständig gefragt, ob ich denn schwanger sei. Ist das nicht erschreckend? Alkohol scheint so etwas wie das Hintergrundrauschen von sozialen Zusammenkünften zu sein. Nichts trinken ist eher die Ausnahme, nicht die Regel. Aber aufgepasst, denn die Übergänge zu krankhaftem Verhalten sind wie immer fließend.

Die Kriterien für das Alkoholabhängigkeitssyndrom sind im ICD zu finden. Darunter fallen unter anderem das starke Verlangen nach Alkohol (in der Fachsprache auch Craving genannt), eine mangelnde Kontrolle über den Alkoholgebrauch (wann, wie viel, wo), das Eintreten körperlicher Entzugserscheinungen, Gedankenkreisen um den Substanzgebrauch oder die Vernachlässigung anderer wichtiger Aufgaben zugunsten des Alkohols. Von einer Toleranzentwicklung spricht man, wenn sich der Körper an den Alkohol gewöhnt hat und mehr Alkohol benötigt wird, um den gewünschten Effekt zu erwirken. Und zu guter Letzt ist Alarm geboten, wenn weiter getrunken wird, auch wenn eindeutig schädliche Folgen daraus resultieren.[91] Eine Alkoholsucht hat viele Gesichter und ist für das Umfeld nicht immer leicht zu erkennen.

Behandlungsmöglichkeiten und Prognose

Die Behandlung des Alkoholabhängigkeitssyndroms richtet sich nach der Ausprägung der Symptomatik. Es wird jedoch bei körperlicher Abhängigkeit ein stationärer Entzug empfohlen. Erste niedrigschwellige Anlaufstellen können neben der Psychiatrie auch Suchtberatungsstellen sein.

Psychotherapeutisch lohnt sich der Blick hinter die Kulissen und die Frage danach, warum ein Mensch zur Flasche greift. Oft stehen eine ganze Reihe von anderen Problemen dahinter und nicht selten wird Alkohol eingesetzt, um irgendetwas anderes zu betäuben. In der Therapie können neue Bewältigungsmöglichkeiten bei Stress und Konflikten erarbeitet werden.

ZWANGSSTÖRUNGEN

Wenn ich so gezielt darüber nachdenke, dann leide ich, glaube ich, unter einer milden Form des Kontrollzwangs. Beinahe hätte ich letztens zum Beispiel die U-Bahn verpasst, weil ich auf der Straße noch mal umgedreht bin, um zu schauen, ob ich den Herd auch wirklich ausgemacht habe. Und wo ist eigentlich mein Haustürschlüssel?

Zwangsstörungen teilen sich in Zwangshandlungen und Zwangsgedanken auf. Meistens aber treten sie im Doppelpack auf, Mischform sagen wir dazu. Zu den häufigsten Zwangshandlungen gehören Reinigungsrituale, Wiederholungsrituale oder der Kontrollzwang. Zwangsgedanken drehen sich überwiegend um Bedenken, den eigenen Körper zu gefährden, beispielsweise durch Verschmutzungen, Vergiftungen oder Krankheiten. Außerdem können auch sexuelle Zwangsgedanken auftreten. Im Verlauf einer Zwangserkrankung kommt es nicht selten zu einer Symptomverschiebung: Ich hatte mal einen Patienten, der Türen nur dann öffnen konnte, wenn er sich vorher sechsmal bekreuzigt hatte. Im Laufe der Behandlung besserte sich dies schnell, allerdings verblieb er nun stundenlag im Bad, weil er sich nach einem Toilettengang wieder und wieder die Hände reinigte.

Eine Zwangserkrankung kommt leider nicht selten allein: Die Komorbiditätsrate ist relativ hoch. Das heißt im Klartext: Viele Menschen, die an einer Zwangsstörung erkrankt sind, leiden auch an einer zweiten (psychischen) Erkrankung – Läuse und Flöhe quasi. Zwangsstörungen und Depressionen sind ein häufiges Match, was ziemlich einleuchtend ist, denn die durch die Zwangserkrankung ausgelösten erheblichen Einschränkungen wirken sich auch auf Stimmung und Lebensqualität aus.[92]

Manchmal sehen Zwangsgedanken den Eingebungen von Psychotikern ein bisschen ähnlich. Im Unterschied dazu erkennen Zwangspatienten aber sehr genau, dass ihre Handlungen oder Gedanken irrational sind und von ihnen selbst stammen (und nicht, wie bei der Psychose, von außen).

Behandlungsmöglichkeiten und Prognose

Im Vordergrund der therapeutischen Behandlung steht das Erlangen der Kontrolle und damit ein Rückgewinn an Lebensqualität. Medikamente können den therapeutischen Prozess, wenn nötig, gut unterstützen. Die Verhaltenstherapie arbeitet bei Zwängen mit Konfrontation und Habituation (Gewöhnung). Psychodynamisch sind unter anderem die zum Tragen kommenden Abwehrmechanismen wie Reaktionsbildung, Ungeschehen-Machen und Verschiebung interessant.

SOMATOFORME STÖRUNGEN

Fremdwörter aus der Medizin leiten sich in vielen Fällen vom Griechischen ab und so ist das auch hier: Somatik kommt von »soma« und meint das Körperliche. Das haben wir auch an anderer Stelle schon gelernt, als es um das Tätigkeitsfeld des Psychosomatikers ging. Bei den somatoformen Störungen handelt es sich also um körperliche Symptome mit psychischem Ursprung. Viele Patienten landen daher erst einmal bei ihrem Hausarzt. Es folgen zahlreiche Überweisungen zu Fachärzten und diverse Untersuchungen – aber irgendwie gibt es keinen wirklichen Befund. Erst einmal eine gute Nachricht, aber davon gehen die Schmerzen auch nicht weg.

Die somatoformen Störungen teilen sich in verschiedene Unterkategorien auf. Bei der Somatisierungsstörung wechseln die Symptome. Die somatoforme autonome Funktionsstörung bezieht sich dagegen auf ein Organ oder Organsystem (oft Herzklopfen, Atemnot, Durchfall). Und dann gibt es noch die Hypochondrie. Hier steht die Angst vor einer schlimmen Erkrankung im Vordergrund und die Symptome sind eher zweitrangig. Bei der körperdysmorphen Störung haben Betroffene Angst davor, hässlich oder entstellt zu sein.[93]

Behandlungsmöglichkeiten und Prognose

Die Prognose einer somatoformen Störung ist umso günstiger, je schneller mit Therapiemaßnahmen begonnen wird. Zum Einsatz kommen die üblichen Verdächtigen: Psychotherapie und gegebenenfalls medikamentöse Behandlung, aber vor allem auch die stationäre Behandlung in der Psychosomatik. Physiotherapie kann, ebenso wie Tanztherapie, dabei helfen, ein gesundes Körpergefühl zu erarbeiten. Auch Entspannungsverfahren, Sport und Achtsamkeitsübungen können sich positiv auswirken.

ALLE MENSCHEN, DIE SICH RITZEN, SIND BORDERLINER?

Bauchschmerzen sind nicht gleich der Norovirus, ein bisschen Husten noch lange keine Lungenentzündung. Und bei der Psyche, da ist es ganz genauso: Nicht jeder Mensch, der sich ritzt, ist automatisch ein Borderliner – und umgekehrt. Das Ritzen ist ein Symptom von vielen.

Selbstschädigendes Verhalten kann unterschiedliche Motivationen haben und muss nicht immer mit suizidalen Gedanken in Verbindung stehen. In einigen Fällen steht die Selbstverletzung für eine Art Entlastungshandlung, um die innere Anspannung abzubauen. Es gibt aber auch Patienten, die nichts mehr spüren und die von ihrer eigenen Gefühlswelt abgetrennt sind. Die Schmerzen während des Ritzens zeigen ihnen, dass sie noch am Leben sind, oder lenken von verletzenden Gedanken ab. Und dann kann Selbstschädigung auch eine Form der Bestrafung darstellen. Eher selten wird sie dazu genutzt, um Aufmerksamkeit zu bekommen – das ist ein blödes Vorurteil, das sich ziemlich hartnäckig hält. Aber selbst wenn, dann zeigt das doch nur, wie sehr ein Mensch in Not geraten ist, um diese Option als Möglichkeit zu sehen, um Beachtung von seinem Umfeld zu erhalten.

Menschen ritzen sich also aus unterschiedlichen Gründen und an unterschiedlichen Stellen: an den Armen, Oberschenkeln oder auch am Bauch. Eine genaue Exploration der Gründe für dieses Handeln ist Aufgabe des behandelnden Psychotherapeuten. Er wird in der weiteren Arbeit Alternativhandlungen anbieten, die ebenso zum Spannungsabbau beitragen, aber weniger schädlich sind. Besonders gut eignen sich sogenannte Skills. Sie sind Teil einer Therapieform aus der Verhaltenstherapie, der sogenannten Dialektisch-Behavioralen Therapie (kurz: DBT). Es handelt sich dabei um Ersatzhandlungen. Wer einen Eiswürfel in der Hand zergehen lässt, spürt seinen Körper beispielsweise ebenfalls sehr deutlich und das, ohne dass durch diese Handlung Narben entstehen. Viele Patientinnen, mit denen ich auf Station zusammengearbeitet habe, fanden es hilfreich, ein Haarband am Handgelenk zu tragen, das sie bei zunehmender Anspannung gegen den eigenen Arm schnallen lassen konnten. Andere lutschen ein extra scharfes Bonbon, wenn zermürbende Gedanken sie zu erdrücken drohen. Weil jeder seine Vorlieben hat, ist auch die Suche nach den passenden Skills eine sehr individuelle. Deswegen gilt es, möglichst viel auszuprobieren. Es ist ratsam, hilfreiche Utensilien immer griffbereit zu haben, falls man unterwegs in eine Krise schlittert.

Ich hoffe, wir konnten an dieser Stelle mit Vorurteilen über psychische Erkrankungen aufräumen und gleichzeitig mehr über ihre Behandlungsmöglichkeiten erfahren. Alle hier gelisteten Empfehlungen zur Behandlung einzelner Störungen, ihr kennt das schon, ersetzten natürlich nicht den Arzt- beziehungsweise Therapeutenbesuch. Jede Krankheit muss immer individuell behandelt werden, weil jede Erkrankung zu einem einzigartigen Menschen mit individuellen Problemen gehört.

NICHTS, WAS ES NICHT GIBT

Als ich das erste Mal den ICD durchblätterte, habe ich nicht schlecht gestaunt. Das Kapitel F, in dem die psychischen Störungen gelistet sind, ist nämlich ziemlich dick. So viele verschiedene Krankheiten. Wie zur Hölle sollte ich mir das alles bis zur Abschlussprüfung merken? Von einigen Störungsbildern hatte ich in meinem Leben noch nie etwas gehört. Ich konnte sie nicht einmal richtig aussprechen. Während sich die Depression in regelmäßigen Abständen die Titelstory in den Zeitungen und Magazinen dieses Landes sichert, finden viele andere psychische Erkrankungen in der Öffentlichkeit fast kein Gehör. Dabei ist Aufklärung wichtig, damit Betroffene und Angehörige das Verhalten besser einordnen können.

Ängste beispielsweise sind viel mehr als nur die berühmten Panikattacken und umfassen ein ziemlich breites Spektrum. Ängste kann man nämlich vor so ziemlich allen Dingen und Situationen entwickeln. Zum Beispiel vor dem Besuch von öffentlichen Toiletten. Paruresis nennt man diese Störung, die zu erheblichen Einschränkungen in der Freizeitgestaltung führen kann. Dann wird selbst ein Ausflug in die Stadt beinahe unmöglich. Neu war mir auch, dass man Ängste vor dem Erröten entwickeln kann. Das Störungsbild nennt sich Erythrophobie. Emetophobiker dagegen fürchten sich davor, (vor anderen) erbrechen zu müssen. Bei der Aichmophobie haben Patienten Angst vor spitzen Gegenständen wie Messern, Scheren oder Nadeln. Bekannter sind dagegen Ängste in bestimmten Situationen (in Räumen oder Aufzügen, Flugzeugen, Tunneln etc.), vor Tieren (Spinnen, Käfern etc.), bei Umweltereignissen (Gewitter, Dunkelheit, Höhe etc.) oder vor Blut, Spritzen oder Verletzungen.[94]

Niemals wäre ich vor meiner Ausbildung auf die Idee gekommen, dass es Menschen gibt, die sich selbst die Haare ausreißen. Die Trichotillomanie ist eine Störung der Impulskontrolle. Betroffene reißen sich nicht nur das Kopfhaar aus, sondern gegebenenfalls auch Haare, die an anderen Stellen wachsen (zum Beispiel Augenbrauen, Wimpern, Achsel- oder Schambehaarung). Als Grund wird vielfach ein innerer Anspannungszustand angegeben. Wie ein Kochtopf kurz vorm Überkochen. Nach dem Zupfen setzt eine kurzfristige Entspannungsphase ein, dann folgt meist das schlechte Gewissen.[95] Die Störung ist oft auch für das Umfeld ersichtlich, wenn kahle Stellen die Blicke von Außenstehenden auf sich ziehen. Eine meiner Patientinnen hatte sich beinahe das gesamte Haupthaar und einen großen Teil ihrer Augenbrauen ausgerissen. Sie hatte zuvor wunderschönes langes blondes Haar gehabt und wurde ständig auf die äußeren Veränderungen angesprochen. Darunter hat sie beinahe so sehr gelitten wie unter der Erkrankung selbst. Sie solle das doch einfach sein lassen, hatte ihr eine Freundin der Familie geraten. Ein super Tipp.

Beim Mutismus verlieren Betroffene (zeitweise) ihre Sprache. Ich habe, wenn ich daran denke, immer eine sehr eindrückliche Situation vor Augen, die ich zu Beginn meiner therapeutischen Tätigkeit erlebte.

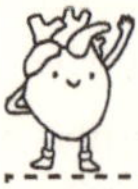

FALLBEISPIEL

Zu einem Erstgespräch wurde mir der siebenjährige Malte vorgestellt, der laut seinen Eltern seit wenigen Wochen mehr oder weniger verstummt war. Er sprach nur ganz wenig und wenn, dann auch nur mit ausgewählten Personen. Das ist typisch für dieses Krankheitsbild, hinter dem man vor allen Dingen Ängste vermutet. Aber viel interessanter war der Auftritt der Eltern, die sich vor wenigen Wochen hatten scheiden lassen. Zunächst wollten sie nicht nebeneinander sitzen – und so wurde Malte als Puffer in die Mitte zitiert. Das komplette Gespräch hinweg fielen sich die Erwachsenen gegenseitig ins Wort, ließen einander nicht ausreden, widersprachen, warfen mit Vorwürfen um sich und steigerten sich gemeinsam in Wut und Ärger hinein. Die Mutter feuerte los, dass der Vater sich hier eigentlich gar nicht äußern dürfe, weil er ja nie zu Hause gewesen sei und wenn, dann habe er sich viel mehr für Fußball als für die Familie interessiert. Und der Vater konterte, das sei ja mal wieder typisch: Die Mutter stelle sich vor anderen immer gern als Vorzeigefrau dar, in Wahrheit schaffe sie es aber nicht einmal, den Kindern täglich ein warmes Mittagessen zu kochen. Das ging noch eine ganze Weile her und hin und hin und her und es fiel mir wirklich schwer, mir Gehör zu verschaffen, um in die verbale Schlacht reinzugrätschen und dem Ganzen ein Ende zu setzen. Schließlich war das hier keine Trennungs- oder Scheidungsberatung. Und überhaupt sind das keine Themen für Kinderohren. Viel mehr als um Malte ging es hier um zwei gekränkte Erwachsene. Ziemlich nachvollziehbar, dass es einem dabei die Sprache verschlägt. Ich konnte Maltes Reaktion jedenfalls gut nachvollziehen. Das hätte mich als Kind wahrscheinlich auch überfordert. Das habe ich meinem kleinen Patienten in einem Termin ohne seine Eltern auch irgendwann einmal zugeflüstert. Manchmal ist das Umfeld viel kränker als der eigentliche Patient.

Folie à deux heißt aus dem Französischen ins Deutsche übersetzt »krank zu zweit«. Wie der Name schon verrät, geht es hierbei um zwei Personen, die meist eng miteinander verbunden sind und nur wenige Außenkontakte pflegen. Eine dieser Personen leidet an einer (echten) psychotischen Störung. Die andere eigentlich nicht. Trotzdem übernimmt sie die Wahnvorstellung der erkrankten Person und zeigt damit auch psychotische Symptome. Die sind aber eigentlich nicht echt. Wenn die Personen nämlich voneinander getrennt werden, verschwindet die psychotische Symptomatik der nicht erkrankten Person ohne weitere Hilfsmaßnahmen wieder. In der Praxis erlebt man dieses Störungsbild eher selten. Einmal ist mir ein Jugendlicher begegnet, der den Verfolgungswahn seiner Mutter übernommen hatte. Nach einigen Tagen in der Heimeinrichtung, in der er zunächst keinen Kontakt zur Mutter hatte, ließen die Symptome Stück für Stück nach.

Der Pavor nocturnus gehört zu den Schlafstörungen und betrifft überwiegend Kinder im Kleinkindalter. Es kommt zu einer Störung der Schlafstruktur. Das klinische Bild kann man sich in etwa so vorstellen: Die Kinder wachen im ersten Drittel ihres Nachtschlafes ruckartig auf. In der Regel ist dieses Aufwachen mit einer Art Panikschrei verbunden, der oft auch Eltern und Geschwister aus dem Schlaf reißt und das Familiensystem deswegen auf Dauer ganz schön belasten kann. Intensive Gefühle von Angst, Herzklopfen, erweiterte Pupillen, Schweißausbrüche oder eine schnelle Atmung können hinzukommen. Die Schreckattacke dauert circa zehn Minuten und ist für Nahestehende oft schwer einzuordnen. Die Kinder selbst können ihre plötzliche Angst und Erregung nicht erklären.[96] Alle Bemühungen der Eltern, das aufgeschreckte Kind zu beruhigen, sind meist vergeblich. Am nächsten Morgen können sich die Kleinen an das Vorgefallene häufig gar nicht oder nur lückenhaft erinnern. In den allermeisten Fällen legt sich die Symptomatik nach kurzer Zeit wieder, in einigen Fällen bedarf es nützlicher Tipps und Tricks zur Schlafhygiene oder aber einer intensiveren therapeutischen Begleitung (zum Beispiel, wenn das Kind emotional belastet ist). Oft kommt es zu einer leichten Entspannung, wenn sich die Eltern kompetent beraten fühlen und die Symptomatik einordnen können. Eine unterstützende, schlafanstoßende Medikamenteneinnahme ist möglich, selten aber wirklich sinnvoll.

Hinter dem Wort Zyklothymia verbirgt sich ein anhaltender und milderer Zustand einer bipolaren Störung (eine Erkrankung, die aus manischen und depressiven Phasen besteht).[97] Unter Dysthymia dagegen versteht man einen leichten depressiven Dauerzustand.

Die nichtorganischen (also nicht durch eine körperliche Erkrankung bedingten) sexuellen Funktionsstörungen sind ein weiterer Beweis dafür, dass Körper und Seele im Duett miteinander singen. Die Auswirkungen können vielseitig sein, das Liebesleben erheblich beeinträchtigen und eine Belastungsprobe für die Beziehung darstellen. Das Spektrum umfasst erhöhtes sexuelles Verlangen, Verlust des sexuellen Verlangens (Inappetenz), nichtorganische Schmerzen während des Geschlechtsaktes (Dyspareunie), die Entwicklung einer sexuellen Abneigung (Aversion), die Unfähigkeit, einen Orgasmus zu bekommen, bis hin zum nichtorganischen Vaginismus (Scheidenkrampf) oder dem Ejaculatio praecox (vorzeitiger, nicht steuerbarer Samenerguss).[98]

All diese Krankheiten sind in der zehnten Ausgabe des ICD zu finden. In Fachkreisen wird die Überarbeitung bereits ungeduldig erwartet. Der ICD-11 soll im Jahr 2022 in Kraft treten. Einige Krankheitsbilder, die sich im Laufe der Zeit zum Beispiel durch den technologischen Wandel entwickelt haben, können unter dem ICD-10 nicht abgerechnet oder diagnostiziert werden. Dazu zählen die PC-Spielsucht oder der pathologische Internetkonsum. Auch das Burn-out-Syndrom wird in den Medien gern als psychische Krankheit dargestellt, im ICD ist es (bisher) allerdings nicht explizit gelistet und spezifische Diagnosekriterien gibt es auch nicht. Nicht selten versteckt sich hinter den Symptomen schlicht und einfach eine (Erschöpfungs-)Depression. Ich frage mich daher, warum wir die Dinge nicht beim Namen nennen. Vermutlich ist ein Burn-out gesellschaftlich angesehener als eine Depression. Denn wenn ein Manager ausgebrannt ist, wenn er bis ans Limit und darüber hinaus gegangen ist, wenn er auf voller Flamme gebrannt hat, bis nichts mehr von ihm übrig geblieben ist als Erschöpfung – dann, ja dann verstehen alle, warum er am Ende ist. Dann hat er ein Burn-out und es steht zwischen den Zeilen, dass er einen guten Job gemacht hat, dass er fleißig war und dass er für die Sache über seine Grenzen hinausgegangen ist. Dann gibt es scheinbar eine Berechtigung für seine Niedergeschlagenheit. Eine Depression dagegen ist eher negativ konnotiert und mit Schwäche besetzt. Depressive sind die, die sich einfach mal mehr zusammenreißen sollten. Wir sind schließlich alle mal traurig.[99]

SOS! NOTFÄLLE DER SEELENRETTUNG

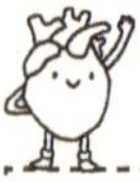

FALLBEISPIEL

Einmal kam eine junge Frau zu mir in die Notsprechstunde. Sie konnte sich klar von Selbstmordabsichten distanzieren, das war schon mal ein gutes Zeichen. Ich wunderte mich also, warum ihre Hausärztin um eine umgehende psychiatrische Vorstellung bat, wollte mir aber erst einen eigenen Eindruck machen, bevor ich auf die Angaben des Überweisungsscheins schaute.

Anna war freundlich im Kontakt, gepflegt war sie auch, aber irgendwie wirkte sie ein bisschen bizarr. Sie war an einem Gespräch interessiert, berichtete viel und gern. Ihr gehe es gut, sagte sie, zumindest an den allermeisten Tagen. Sie wolle sich nicht beklagen, der gelbe Vogel, der auf ihrer rechten Schulter sitze, sei zwar manchmal etwas schwer und gelegentlich zwitschere er so laut, dass man das Gegenüber fast nicht verstehen könne, das seien aber vermutlich nur kleinere Unannehmlichkeiten verglichen mit dem, was ich hier sonst so zu hören bekäme. »Ein gelber Vogel?«, fragte ich nach. Ganz genau, sagte die Patientin, da hätte ich sie schon richtig verstanden. Ich solle mir aber keine großen Gedanken machen, wenn ich ihn nicht sehen könne. Er zeige sich nur ausgewählten Personen.

Optische und akustische Halluzinationen, wie in diesem Beispiel geschildert, sind, ebenso wie andere Formen des Wahns, immer ein Grund für eine akute Vorstellung in der Psychiatrie. Da muss man als Angehöriger und Außenstehender gar nicht lange überlegen, die Sache ist ziemlich eindeutig. Schwieriger dürfte es allerdings werden, den Betroffenen davon zu überzeugen, dass mit ihm etwas nicht stimmt. Wahnvorstellungen werden aus tiefster Überzeugung als Realität wahrgenommen, nichts also mit Krankheitseinsicht.[100] Deswegen sind die Betroffenen auch meist nicht damit einverstanden, freiwillig einen Arzt aufzusuchen. Und falls sie dort vorstellig werden, ist ihre Auskunfts- und Gesprächsbereitschaft oft eingeschränkt. Mich hat ein Patient einmal eine halbe Stunde lang konsequent angeschwiegen. Solche Umstände machen es uns schwer, die Symptomatik zuverlässig einzuschätzen.

Akute Eigengefährdung, beispielsweise durch einen Suizidversuch, ist ebenso ein klarer psychiatrischer Notfall, der umgehend abgeklärt werden sollte. In vielen Fällen kommen diese Patienten mit dem Krankenwagen auf eine somatische Station, wo sie zunächst einmal körperlich stabilisiert werden. Oder bis sie, wie bei Patienten, die eine Rasierklinge schlucken, diese auf natürlichem Wege wieder ausgeschieden haben. Danach werden die Betroffenen von der somatischen Station direkt in die Psychiatrie oder auf eine psychiatrische Station verlegt.

Auch Suizidgedanken können eine Akutvorstellung in der Psychiatrie notwendig machen. Um einordnen zu können, wie konkret die Absichten sind und wie gefährdet ein Mensch ist, ist die Meinung des Experten gefragt. Dabei sind viel Fingerspitzengefühl, Erfahrung und Fachwissen nötig. Jede Suizidabklärung ist einzelfallabhängig und muss im Verlauf immer wieder neu eruiert werden. Bestenfalls natürlich umgehend, weil ein Notfall keinen Aufschub duldet. Als ich neulich einer Familie am Telefon zu einer umgehenden Vorstellung ihrer fraglich suizidgefährdeten Tochter riet, bin ich erst mal sprachlos gewesen. »Heute ist das mit dem Vorbeikommen leider schlecht, Frau Kuhlmann«, erklärte mir die Mutter seelenruhig. »Wir wollten gleich alle zusammen ins Kino gehen. Aber wie würde es Ihnen denn morgen gegen Nachmittag passen?« Liebe Grüße an die Psyche, dachte ich mir – man muss wohl Prioritäten setzen.

LATENTE UND AKUTE SUIZIDGEDANKEN

Wir unterscheiden zwei verschiedene Formen von Suizidgedanken. Latente Suizidgedanken sind weniger konkret, der Patient zeigt sich absprachefähig, kann zusichern, sich in Krisen zu melden und sich bis zum nächsten Termin nichts anzutun. Je nach Gesamtsituation kann man manchmal ambulant zusammen weiterarbeiten, ohne dass (für den Moment) eine

Einweisung in eine Psychiatrie notwendig ist. Das hängt auch davon ab, wie glaubhaft der Patient erscheint und ob man mit ihm ein Arbeitsbündnis herstellen kann.

Anders sieht das bei akuter Suizidalität aus. Betroffene Patienten können meist nicht glaubhaft versprechen, sich nichts anzutun oder sich in Krisen zu melden. Manchmal haben sie ausgestaltete Ideen davon, wie sie sich umbringen würden, entsprechende Abschiedsmaßnahmen bereits getroffen (Gegenstände verschenkt, ein Testament verfasst, einen Abschiedsbrief geschrieben) oder sich Materialien besorgt, die sie für die Umsetzung ihres Vorhabens benötigen (Medikamente oder Ähnliches). Zu ihrem Schutz ist eine akute Einweisung in eine Psychiatrie notwendig. Dort werden sie zur eigenen Sicherheit während der Krise eng betreut.

Zu guter Letzt zählt auch die Fremdgefährdung zu den Notfällen der Psychiatrie. Polizei, Rettungsdienst und Psychiatrie arbeiten eng zusammen, wenn Menschen zum Beispiel in einem Wahnzustand andere körperlich angehen. Mein jüngster Patient, der wegen körperlicher Übergriffe vorstellig wurde, war gerade einmal sieben Jahre alt. Er hatte zu Hause stundenlang randaliert und seine Eltern und Geschwister attackiert. Diese hatten in ihrer Ratlosigkeit die Polizei alarmiert, die zu einer Akutvorstellung in der Psychiatrie riet.

JEDER FALL IST ANDERS

Selbst wenn man als Behandler mit der Zeit eine gewisse Routine und Sicherheit entwickelt, ist jeder Notfall eine neue

Herausforderung, die volle Konzentration erfordert und bei der man sich keine Fehler erlauben darf. Das ist bei dem Stress im Arbeitsalltag gar nicht so leicht. Nicht auszumalen, wie sich eine Fehleinschätzung auswirken könnte. Oft handelt es sich um Menschen, die man in der Krisensituation das erste Mal sieht, da muss man besonders wachsam sein. Meistens kommen sie zu einem denkbar schlechten Zeitpunkt und gerade dann, wenn man eigentlich andere Termine hat. Es ist ja nicht so, als würden wir nur darauf warten, dass ein unangekündigter Patient eintrifft. Im Gegenteil, dann muss man in dem ohnehin stressigen Alltag eine Lücke einrichten, um für eine Patientin in einer suizidalen Krise nach der Trennung von ihrem Freund überhaupt Zeit zu finden. Das heißt vielleicht auch, dass man dafür einem anderen Patienten absagen muss.

Feiertage, Zeugnisvergabe und Karneval sind meiner bisherigen Erfahrung nach immer Ereignisse, die Potenzial für psychische Krisen bieten und während derer mit mehr Notfällen zu rechnen ist. Außerdem berichten viele Kollegen, dass zum Frühlingsanfang mit einem erhöhten Notfallaufkommen zu rechnen ist. Man vermutet als Ursache dahinter, dass depressiven Patienten der Unterschied zwischen der dunklen, ruhigen Winterzeit und der allumfassenden lebendigen Frühlingsstimmung (der anderen) zu schaffen macht.

So ein Notdienst ist einerseits eine ziemliche Herausforderung, aber es ist auch ganz wunderbar, wenn man einem Menschen in einer absoluten Notsituation weiterhelfen und neue Wege aufzeigen kann. Ich für meinen Teil finde große Zufriedenheit in dem Gefühl, das Gegenüber erreichen zu können. Ein Händedruck, der leise »Danke« sagt, und ein kurz aufblitzender Funke Hoffnung – da weiß man, warum man morgens aufsteht und zur Arbeit geht. Das ist mehr wert als jedes Lob eines Oberarztes und mit Geld schon gar nicht zu bezahlen.

DER PSYCHOPATHOLOGISCHE BEFUND

Hinweise zur Einordnung der Verfassung des Gegenübers liefert der psychopathologische Befund. Es handelt sich um eine (mehr oder weniger) standardisierte Vorgehensweise, die auch bei der Diagnosefindung eingesetzt wird.

Der psychopathologische Befund wird vom behandelnden Arzt oder Therapeuten schriftlich verfasst und beinhaltet Angaben:

- zum allgemeinen Erscheinungsbild einer Person (zum Beispiel Äußeres, Ernährungszustand, Kleidung),
- zum Kommunikationsverhalten (zum Beispiel Blickkontakt, verbaler Austausch),
- zum Wachheitsgrad und der Orientierungsfähigkeit (Zeit, Ort, Personenzuordnung),
- zur Stimmungslage (Laune), Schwingungsfähigkeit (Gefühlspingpong mit dem Gegenüber) und zur Auslenkbarkeit (ist eine Veränderung der Stimmungslage herstellbar, zum Beispiel indem man das Gegenüber zum Lachen bringt?),
- zum Antrieb (so etwas wie das Energielevel),
- zu psychomotorischen Auffälligkeiten (besonders bei Kindern: fein- oder grobmotorische Defizite),

- Hinweise auf formale Denkstörungen (Störungen des Gedankenganges, Grübeln, Denkverlangsamung etc.),
- inhaltliche Denkstörungen (abweichende Gedanken wie bei Halluzinationen, Zwangsgedanken),
- Hinweise auf Ich-Störungen,
- Hinweise auf Drogenkonsum oder
- Hinweise auf Eigen- und Fremdgefährdung.[101]

Wenn ich also einen Patienten sehe, dann habe ich immer diese Checkliste vor Augen. Sie hilft mir, die Verfassung meines Gegenübers schneller einzuschätzen und in einer Notsituation einen klareren Kopf zu bewahren. Ihr seht schon: Wir Therapeuten können zwar nicht in den Kopf des Gegenübers hineinschauen, aber wir haben gelernt, sehr genau und gezielt zu beobachten. Das lässt sich nach Feierabend nur leider nie so ganz abstellen.

SUIZID IN DEN (NEUEN) MEDIEN

Als bloggende Psychotherapeutin will ich es mir natürlich nicht nehmen lassen und etwas zur Suizidalität in den Medien sagen. Die Diskussion um die Serie *Tote Mädchen lügen nicht* habe ich selbstverständlich mitverfolgt und wir haben in den Fachkreisen einige Stunden darüber diskutiert. Viele meiner Kollegen befürchten, durch das Anschauen der Netflixserie komme es zu Nachahmungstaten. Einige wollen das Format aus diesem Grund sogar ganz verbieten und auch die Bundespsychotherapeutenkammer hat öffentlich kritisch Stellung bezogen. Das kommt nicht von ungefähr, denn schon nach dem Erscheinen von Goethes *Die Leiden des jungen Werther* (1774) wurden mehrere Imitationssuizide nachgewiesen (die Hauptfigur des Stückes nahm sich aus Liebeskummer das Leben). Daher spricht man in diesem Zusammenhang vom sogenannten Werther-Effekt.

Jugendliche in der heutigen Zeit werden nicht erst durch solche Sendungen mit eigenen oder fremden Suizidgedanken konfrontiert. Es kommt in nahezu allen Schulen vor, dass Mitschüler aufgrund suizidaler Handlungen plötzlich im Unterricht fehlen. Wenn wir uns in den Social-Media-Kanälen umschauen, bemerken wir, dass das Thema auch dort sehr präsent ist. Auf Instagram zum Beispiel fanden sich bei meiner Recherche Anfang 2018 über zweihunderttausend Einträge unter dem Hashtag #Suizid. Von depressiven Sprüchen, Suizidankündigungen, Abschiedsbriefen, Fotos von offenen und blutenden Ritzwunden bis hin zu einer Ansammlung von Aspirin neben einer Rasierklinge (gefällt 262 Mal) war so ziemlich alles dabei. Darunter aber auch viele hilfreiche Beiträge, in denen Betroffene von positiven Veränderungen und Hilfsmaßnahmen berichteten, in denen sie einander Mut zusprachen und durch den offenen Umgang mit ihrer eigenen Geschichte zur Entmystifizierung der Psychiatrie und der Psyche beitragen konnten. Besonders bewegt hat mich die Geschichte einer Jugendlichen, die an einer Essstörung erkrankte. Sie dokumentierte den Verlauf ihrer Krankheit in vielen Bildern, bis sie schlussendlich, total abgemagert, an den Folgen ihrer Anorexie verstarb. Ihr Nachruf erschien als letztes Bild ihres Instagramkanals und wurde hundertfach kommentiert. Noch heute stimmt es mich traurig, wenn ich mich daran erinnere.

Meist werden düstere Beiträge von den Urhebern mit einer sogenannten Triggerwarnung gekennzeichnet, um andere vor dem Lesen darauf hinzuweisen, dass das nun Folgende destruktive Gedanken auslösen könnte. Eine Art Ehrenkodex, der, da bin ich immer wieder erstaunt, fast ausnahmslos im Sinne eines respektvollen Miteinanders angewendet wird.

Mit einer mir völlig neuen Internetbewegung wurde ich im Sommer 2017 konfrontiert, als mir ein Patient von der sogenannten *Blue Whale Challenge* berichtete. Er hatte für eine kurze Zeit daran teilgenommen und wollte seine Gedanken dazu mit mir teilen. Völlig ahnungslos musste ich mir das schauerliche »Spiel« erst einmal erklären lassen: Täglich werden den Teilnehmern über Facebook und WhatsApp Aufgaben für das reale Leben aufgetragen. Der Beginn ist zunächst niedrigschwellig, die Aufträge werden im Verlauf aber immer makaberer. An einem Tag soll man mit niemandem sprechen, an einem anderen durchgehend traurige Musik hören oder sich selbst verletzen. Die Mitspieler, meist sowieso schon instabil, werden auf diese Weise manipuliert und destabilisiert, um sich am fünfzigsten Tag, quasi als Finale der Challenge, das Leben zu nehmen. Der Name *Blue Whale Challenge* spielt auf die Annahme an, Blauwale würden sich, in einer Art selbst gewähltem Freitod, an den Strand spülen lassen. Der Initiator des Ganzen wurde mittlerweile festgenommen und auf die Gefahren der Internetbewegung in den Medien hingewiesen.

Die mit diesen Bewegungen verbundenen Diskussionen über Suizid in den (neuen) Medien kann man aus meiner Sicht sinnvoll nutzen. Wie sieht es zum Beispiel mit den Suizidpräventionsprogrammen in unseren Schulen und auf unserer

Arbeit aus? Oder mit Schulungsprogrammen zum Umgang mit seelischen Krisen? Wir werden im Erste-Hilfe-Kurs für viele körperliche Notfälle geschult – warum eigentlich nicht für die psychischen?

Suizid begegnet uns in der Literatur, im Kino und in der Kunst. Selbst im beliebten *Tatort* ist er ein häufig verwendetes Motiv. Erfolgreiche und geschätzte Künstler und Prominente haben ihrem Leben selbst ein Ende gesetzt. Wolfgang Herrendorf, Virginia Woolf, Stefan Zweig, Alexander McQueen, Robert Enke, Robin Williams – ich könnte diese Aufzählung ewig weiterführen. Im Alltag allerdings wird Selbstmord weiter als Tabuthema behandelt, wie auch der Tod und die eigene Endlichkeit gern verdrängt werden. Sobald suizidale Gedanken bekannt werden, ist das Umfeld nicht selten in allerhöchster Alarmbereitschaft. Aber darf man darüber sprechen, dass das Leben manchmal in einem bestimmten Moment nicht mehr lebenswert erscheint? Kann das Gegenüber das aushalten?

Der Papageno-Effekt (als Gegenteil des Werther-Effekts) beweist, dass darüber reden helfen kann, suizidale Gedanken zu überwinden. Ganz so wie bei Mozarts Figur in der *Zauberflöte* (1791): Papageno. Dieser ließ sich von drei Kameraden dazu überreden, am Leben zu bleiben, obwohl er zuvor beschlossen hatte, sich aus Liebeskummer umzubringen. Ein Glück, dass er seine Gedanken offenbarte. Wenn auch wir mehr über das Thema Suizid reden, werden die vielen Hilfsangebote transparenter. Ehrlich gesagt gibt es mittlerweile so viele Möglichkeiten und Projekte, dass selbst ich als Fachfrau nicht immer auf dem aktuellsten Stand bin. Eine bessere Vernetzung, zentrale Anlaufstellen und mehr Präsenz in den Medien würden da schon sehr weiterhelfen.

ADRESSEN UND ANSPRECHPARTNER IM NOTFALL

Hilfe in psychiatrischen Krisenfällen kann man in allen genannten Fällen (und darüber hinaus) als Betroffener, Angehöriger oder anderweitig Ratsuchender in der psychiatrischen Ambulanz oder in einer Klinik (mit psychiatrischer Abteilung) finden. Auch der Hausarzt, der niedergelassene Psychiater oder Psychotherapeut, der ärztliche Bereitschaftsdienst (116 117), die Polizei (110) und der Rettungsdienst (112) können helfen. Bei Unsicherheiten ist es immer besser, einmal mehr anzurufen oder direkt vorbeizukommen.

In kleineren Krisen, ohne akute Suizidalität und ohne Halluzinationen, kann man auch bei der Telefonseelsorge (0800 1110111) anonym, kostenlos und rund um die Uhr Unterstützung erhalten. Leider sind die Leitungen oft vollkommen ausgelastet, was einmal mehr beweist, wie hoch der Bedarf zu sein scheint. Einen guten Überblick über die verschiedensten Hilfsangebote (von den Anonymen Alkoholikern über den Frauennotruf bis hin zum Patientenschutz) gibt es auf der Internetseite: www.internet-notruf.de.

Kinder und Jugendliche erreichen bei der Nummer gegen Kummer (116 111, auch aus dem Handynetz erreichbar) von Montag bis Samstag in der Zeit von 14 bis 20 Uhr ein offenes Ohr und können sich, wenn das Sprechen schwerfällt, auch per E-Mail melden (weitere Informationen unter www.nummergegenkummer.de). Außerdem gibt es für Kinder und Jugendliche mit Suizidgedanken die Möglichkeit, sich bei der Onlineberatung der Caritas von Gleichaltrigen (die von Experten angeleitet werden) Beratung einzuholen (www.u25-berlin.de #dubistmirwichtig). Viele Schulen haben übrigens auch einen

Schulpsychologen, Schulsozialarbeiter oder Vertrauenslehrer, an den man sich als erste Anlaufstelle wenden kann. Eltern, die Unterstützung und Beratung im Umgang mit ihrem Kind suchen, können sich kostenfrei an eine Erziehungsberatungsstelle oder an das Jugendamt wenden.

TEIL III

PSYCHOTHERAPEUTEN KÖNNEN KEINE GEDANKEN LESEN, MANCHMAL ABER ZAUBERN?

Ich kann mich noch gut an mein Bewerbungsgespräch um den Ausbildungsplatz zur Psychotherapeutin erinnern. An einem großen Tisch saßen vier gestandene Therapeutenpersönlichkeiten, deren grauer Haaransatz jeweils subtil zu verstehen gab, dass sie über eine mehr als einschüchternde Berufs- und Lebenserfahrung verfügten. Auf der anderen Seite des Tisches: ich. Gerade aus dem Studium gepurzelt, wie immer leicht überdreht, unfassbar aufgeregt, aber nichtsdestotrotz darum bemüht, mir das auf keinen Fall anmerken zu lassen. Aber wem wollte ich hier eigentlich etwas vormachen? Wahrscheinlich haben sie meinen schwitzigen Händedruck schon bei der Begrüßung registriert. Ob sie mich im Anschluss an das Gespräch alle zusammen analysieren werden? Kennen sie mich nach dieser einen Stunde Vorstellungsgespräch besser, als ich es nach über dreißig Jahren tue?

Heute weiß ich natürlich, dass Psychotherapeuten keine übernatürlichen Kräfte haben. Sie haben keinen Röntgenblick, sie können (leider) keine Gedanken lesen und Probleme können sie auch nicht wegzaubern. Wenn dem so wäre, würden sie wohl eher unter tosendem Applaus und als eine Art Wundererscheinung in überbezahlten Zaubershows auftreten. Therapeuten können also weder Gedanken lesen noch hellsehen. Aber genau hinsehen – und damit kommen wir der Sache schon näher.

Anders als in vielen anderen Momenten des Lebens haben sie Zeit für das Gegenüber. Sie sind geschult in Gesprächsführung, achten auf Mimik, Sprache, Körperhaltung, Blickkontakt und, ganz wichtig, auf (versteckte) Gefühle. Sie können den Patienten aus verschiedenen Blickwinkeln betrachten und sich während eines Gesprächs auf eine Metaebene begeben, um das Gespräch quasi aus der Vogelperspektive heraus zu beobachten. All diese Dinge lernen sie in ihrer Ausbildung, denn damit so eine Therapie funktioniert, müssen viele Details beachtet werden.

DIE THERAPEUTISCHE BEZIEHUNG

Die Psychotherapieforschung sagt, dass die Beziehung zwischen Patient und Therapeut der entscheidende Erfolgsfaktor für eine Therapie ist.[102] Das ist auch irgendwie logisch, denn man kann sich nur dann wirklich fallen lassen, wenn man sich verstanden und gut aufgehoben fühlt. Ob nun Verhaltenstherapie oder psychodynamische Verfahren, die Therapiemethode ist demnach eher zweitrangig. Das ist also die gute Nachricht für alle, die sich nur schwer zwischen den Therapieschulen entscheiden können.

Weil die Beziehung so zentral und die Basis für die weitere therapeutische Arbeit ist, dreht sich in der ersten Phase einer Therapie alles um den Aufbau dieser Verbindung und das gegenseitige Kennenlernen. Dazu braucht es natürlich ein wenig Zeit und Geduld. Leider hat dafür nicht jeder Verständnis. Einige Patienten sind nach ihrem ersten Besuch bei einem Psychotherapeuten enttäuscht, weil sie sich schnelle Hilfe und am besten gleich ein paar praktische Tipps erhofft haben. Das ist man von anderen Arztbesuchen schließlich auch so gewohnt. Aber gut Ding braucht eben Weile und der Grat zwischen zu enger und zu distanzierter Beziehung ist schmal. Dies auch im Laufe einer Therapie immer wieder im Blick zu behalten und bei Bedarf nachzujustieren, ist Aufgabe des Therapeuten. Das passiert meistens, ohne dass es der Patient überhaupt merkt.

Eine therapeutische Beziehung ist eine Art Arbeitsbündnis, das an bestimmte Rahmenbedingungen geknüpft und zeitlich begrenzt ist. Sie darf nicht mit privaten Interessen verbunden sein. Im Mittelpunkt steht nur der Patient mit seinen Bedürfnissen und Wünschen. Der Psychotherapeut dagegen hält sich mit sich und seinem Leben eher bedeckt, was, das muss ich immer wieder betonen, nicht automatisch heißt, dass er sorgen- oder problemfrei ist. Es ist eine, wenn man so will, ziemlich einseitige Angelegenheit. Ich habe mich daran natürlich schon lange gewöhnt, aber für Menschen, die noch nie bei einem Therapeuten waren, ist das eine eher ungewöhnliche Situation. Normalerweise lebt unser Miteinander ja von der Wechselseitigkeit. Auf meine übliche Eingangsfrage: »Wie war die Woche und wie geht es heute?«, werde ich daher, wiederum zu meiner Irritation, manchmal auch nach meiner eigenen Befindlichkeit gefragt. Überhaupt kann es in diesem künstlichen Kontext zu verwirrenden Situationen kommen. Einmal zum Beispiel wurde ich zu der Geburtstagsfeier meiner Patientin eingeladen. Was habe ich mich schlecht gefühlt, ihr freundliches Angebot abzulehnen, aber die therapeutische Rolle sollte sich nun mal nicht mit Privatangelegenheiten vermischen. Ein anderes Mal habe ich einen Patienten beim Einkaufen in der Stadt getroffen. Das war eine Konfliktsituation: Soll ich grüßen oder lieber doch nicht? Aus datenschutzrechtlichen Gründen darf man es eigentlich nicht tun, denn was soll man antworten, wenn die Begleitung fragt, wer da so freundlich »Hallo« gerufen hat.

Aus zwischenmenschlichen Gründen finde ich es allerdings sehr seltsam, jemanden, den man gut kennt, nicht zu grüßen. Immerhin habe ich für die Zukunft dazugelernt. Solche Situationen spreche ich seitdem zu Beginn einer jeden Therapie an. Dann kann der Patient entscheiden, wie er damit im Falle eines Falles umgehen will.

Sehr viel komplizierter wird es, wenn die Liebe mit ins Spiel kommt. Es ist gar nicht so selten, dass sich Patienten in den Behandler oder in die Behandlerin verlieben. Sollte sich der Therapeut darauf einlassen oder die Abhängigkeitssituation seines Gegenübers anderweitig ausnutzen, kann er sich damit strafbar machen und seine Berufserlaubnis verlieren.

Wir Therapeuten versuchen unserem Gegenüber möglichst neutral und wertfrei zu begegnen. Und wir wollen den Patienten kennenlernen, die Welt aus seinen Augen sehen. Wir versuchen, ihn zu stärken und zu loben, wenn wir ehrlich denken, dass er etwas gut gemacht hat. So gern ich alle meine Patienten auch mag, eine psychotherapeutische Beziehung ist aber keine Freundschaft, auch wenn man sich noch so gut miteinander versteht. Die professionelle Distanz ist wichtig, um die Dinge mit Abstand betrachten zu können. Sigmund Freud hat das in seinen *Ratschlägen für den Arzt bei der psychoanalytischen Behandlung* ziemlich extrem formuliert: »Ich kann den Kollegen nicht dringend genug empfehlen, sich während der psychoanalytischen Behandlung den Chirurgen zum Vorbild zu nehmen, der alle seine Affekte und selbst sein menschliches Mitleid beiseite drängt und seinen geistigen Kräften ein einziges Ziel setzt: die Operation so kunstgerecht als möglich zu vollziehen.«[103] Dieser Abstand hilft auch beim Loslösungsprozess am Ende einer Therapie. Der Patient sollte sein Leben irgendwann wieder ohne therapeutische Begleitung meistern können und daher eine Abhängigkeitssituation tunlichst vermieden werden.

DAS THERAPEUTISCHE SETTING

Ein paar Rahmenbedingungen gelten für alle therapeutischen Verfahren. Zunächst ist das Setting klar abgesteckt. In der Regel geht eine Therapiestunde fünfzig Minuten, nicht mehr und nicht weniger. Es wird pünktlich begonnen, es wird pünktlich geendet, das verstehen wir unter einem zuverlässigen und geschützten Rahmen. Viel Zeit für Gefühle, Zeit, um über sich nachzudenken, die Probleme, die Menschen, die Geschichten - wann hat man das schon?

Selbstredend sollte es sich um Praxisräume handeln, in denen man zur Ruhe kommen kann und die gewährleisten, dass man vertraulich miteinander sprechen kann. Zudem sollte man natürlich ungestört sein, deswegen die Sache mit dem Anrufbeantworter. Auch von den Patienten wird (unausgesprochen) erwartet, dass sie das Handy ausschalten und versuchen, sich ganz auf das Hier und Jetzt einzulassen. Von der anderen Seite des Tisches aus kann ich sagen, wie sehr es mich schon genervt hat, wenn Menschen während unserer Stunde einen Anruf entgegengenommen haben. Das kommt nicht so selten vor, wie man vielleicht denkt. Terminabsagen wegen etwas vermeintlich Wichtigerem oder Verspätungen des Patienten sind ebenso nicht so gern gesehen und einige Kollegen fühlen sich dadurch gekränkt und verstehen dies sogar als Missachtung ihrer Arbeit. Manchmal wird das aber wirklich ein bisschen überbewertet, zum Beispiel indem den Patienten dann indirekt unterstellt wird, sie hätten nicht genügend Therapiemotivation, denn andernfalls würden sie den Termin ja möglich machen.

DIE SCHWEIGEPFLICHT

Die ärztliche Schweigepflicht, als ein weiterer Bestandteil der Rahmenbedingungen einer Therapie, habe ich an anderer Stelle schon oft angesprochen. Sie hat einen hohen Stellenwert und selbst wenn es in der Vergangenheit zu Straftaten kam, können wir das Schweigen nicht brechen (solange keine akute Eigen- oder Fremdgefährdung vorliegt). Wir dürfen noch nicht einmal sagen, ob ein Patient bei uns in Behandlung ist oder war, wenn keine akute Gefährdungslage besteht oder gegenüber dem Anrufer (zum Beispiel Schule, Partner, Polizei) keine Schweigepflichtsentbindung vorliegt. Nur so kann sich der Patient wirklich fallen lassen und beispielsweise über belastende, schambehaftete Themen sprechen.

WIE DAS SO IST, WENN MAN EINE PSYCHOTHERAPEUTIN IST

Es war ein langer Arbeitstag und es war einfach viel zu heiß. Sechs Patienten habe ich heute hintereinander gesehen, ein bisschen wie am Fließband. Das ist anstrengend, aber nichts Ungewöhnliches. Dazwischen immer wieder dokumentieren, Akten durchblättern und sich erinnern: Was haben wir in der letzten Stunde noch mal besprochen? Gab es etwas, das ich als Hausaufgabe mit auf den Weg gegeben habe? Und wie war das noch gleich mit den familiären Verhältnissen der Patientin? Sechsmal freundlich lächelnd empfangen, sechsmal die Frage danach, was seit dem letzten Treffen passiert ist; sechsmal: »Wie geht es Ihnen heute?« Ich mag meinen Job sehr, aber ich freue mich, wie jeder andere auch, auf das Wochenende. Die Sonne scheint, meine Badetasche steht im Auto und gleich geht es an den See.

Um 15.40 Uhr klingelt es an der Tür. Das muss, mit leichter Verspätung, mein Patient sein, denke ich. Langsam schleicht er durch das Treppenhaus. Ich kann die dicke, dunkle Wolke über ihm schon von der Anmeldung aus sehen. Bei unseren letzten Terminen wirkte er wieder sehr stabil, deswegen hatte ich mich innerlich darauf eingestellt, das in der heutigen Sitzung weiter auszubauen. Aber Pustekuchen. Es ist Freitagnachmittag, kurz vor dem Wochenende, und mein letzter Patient steckt in einer richtig dicken Krise und die machen bekanntlich weder vor dem Feierabend noch vor dem Wochenende halt.

So ist das eben, wenn man Psychotherapeutin ist. Oft kommen die Menschen mit Problemen, Ängsten und Sorgen in die Stunde und, da bin ich ganz ehrlich, nicht immer ist man in der Stimmung dafür. Ist es unprofessionell, das zu sagen? Vermutlich ist es einfach nur menschlich. Ist doch in anderen Berufen auch nicht so viel anders oder wie Tim Bendzko trällern würde: »Ich bin doch keine Maschine.« Vielleicht werden mir daher im Privaten häufig Fragen nach meiner eigenen Psychohygiene gestellt: »Wie schafft man es, bei den ganzen Sorgen und Problemen anderer Leute ein glücklicher Mensch zu sein?«

Gespräche mit den Kollegen, Supervision und Selbsterfahrung helfen immer wieder, einen Umgang mit schwierigen Themen zu finden. Außerdem bin ich beruflich anders in die Geschichten der Patienten involviert, als das privat der Fall wäre. Dann ziehe ich mir eine Art unsichtbaren Schutzanzug an und nehme eine objektive Rolle ein. Die therapeutische Haltung.

Und dann wollen die Leute wissen, ob ich »bei all dem Leid« in meiner Freizeit gut abschalten könne. Das kann ich zum Glück ganz klar mit »Ja« beantworten. Zumindest in aller Regel. Es klingt vielleicht ein bisschen abgebrüht, aber mein Tagesgeschäft besteht eben aus Depressionen, Selbstverletzung oder Suizidgedanken. In der Ausbildung habe ich gelernt, einen Umgang mit diesen Themen zu finden. Das war bestimmt nicht ab dem ersten Arbeitstag so und brauchte ein bisschen Zeit. Wenngleich es natürlich immer wieder Ausnahmen gibt, in denen ich nachts wach liege und den Patienten quasi mit nach Hause nehme. Bei Meldungen in der Presse, in denen von einem Suizid berichtet wird, atme ich immer ein ganz kleines bisschen auf, wenn ich anhand der Personenbeschreibung ausschließen kann, dass es sich dabei um einen meiner Patienten handeln könnte.

GANZ AM ENDE ENTSCHEIDET JEDER FÜR SICH

Es gibt Fälle, in denen ein Mensch für sich selbst beschließt, seinem Leben ein Ende zu setzen. Das kann man als Behandler nicht immer vorhersehen und das kann man nicht immer verhindern. Ganz egal, wie viel man sich weiterbildet oder wie sehr man sich engagiert. Laut Statistischem Bundesamt haben sich im Jahr 2015 über zehntausend Menschen das Leben genommen.[104] Nicht alle davon waren in Therapie, aber selbst wenn, kann man einen Suizid leider nicht immer vorhersehen oder verhindern. Die letzte Entscheidung fällt immer der Betroffene selbst.

Wir könnten an diesem Punkt und im Zusammenhang mit den Zwangsmaßnahmen der Psychiatrie eine lange (ethische) Diskussion anknüpfen, in der wir uns fragen, ob jeder Mensch ein Recht darauf hat, über sein eigenes Leben oder seinen Tod zu entscheiden. Oder ob es dabei einen Unterschied macht, ob ein Mensch noch klar denken kann und gesund ist oder ob er depressiv oder psychotisch ist. Wir könnten uns fragen, ob das Alter eine Rolle spielen sollte, ob sehr alte Menschen weniger eingeschränkt werden sollten als sehr junge, die noch alles vor sich haben. Wir könnten darüber sprechen, ob es egoistisch ist, sich das Leben zu nehmen, weil es Menschen gibt, die darum kämpfen, am Leben zu bleiben. Und weil es Angehörige gibt, die einen vermissen und sich Vorwürfe machen würden, und man das Leid bloß in einer anderen Form an sie weitergeben würde. Oder ob es umgekehrt nicht vielleicht viel eher egoistisch ist, zu verlangen, dass jemand weiterlebt, nur damit man selbst nicht allein ist.

Es gibt Situationen im Leben, in denen ich nachvollziehen kann, wenn ein Mensch sich die Frage stellt, ob das alles noch einen Sinn ergibt. Dann ist es gut, wenn er mit anderen darüber redet, um die Dinge ganzheitlich betrachten zu können. Und nicht nur mit dem Tunnelblick.

Ich traue es mich fast nicht zu sagen, weil das nun Folgende ziemlich makaber klingt, aber aus Therapeutensicht kann es richtig Ärger geben, wenn ein Suizidversuch missglückt. Sollte der Patient überleben, aber pflegebedürftig werden, zum Beispiel weil er sich bei einem Sturz aus der Höhe schwer verletzt hat und sein Leben lang im Rollstuhl sitzen wird, dann steht die Frage der Kostenübernahme im Raum. Hallo, Rechtschutz-, und hallo, Berufshaftpflichtversicherung, sage ich da nur.

DAS TAGESGESCHÄFT EINER THERAPEUTIN

Der normale Arbeitsalltag in einer psychotherapeutischen Praxis ist dagegen relativ strukturiert. Die Termine sind ja vorher schon vereinbart und die meisten Patienten kennt man schon eine Weile. Leider nimmt die administrative Arbeit sehr viel Zeit in Beschlag, das kann man sich als Außenstehender gar nicht vorstellen. Jede Therapiestunde, jedes Telefonat muss ausführlich dokumentiert und abgerechnet werden, jeder Patient braucht eine Diagnose, die im PC-System hinterlegt wird, hier einen Arztbrief schreiben (übrigens ein rotes Tuch für viele Kollegen, weil das Schreiben einfach sehr lange dauert und gut überlegt sein will), da einen Test auswerten und am Ende noch die Quartalsabrechnung. Zeit, die eigentlich den Patienten gelten sollte.

Urlaub nehmen ist dagegen so eine Sache, denn weil die Arbeit über Beziehungen funktioniert, hat man eine gewisse Verantwortung gegenüber seinen Patienten. Da kann man nicht einfach so ein Sabbatical machen oder einen vierwöchigen Spontantrip an die Adria buchen. Längerfristige Ausfälle sollten, wenn möglich, rechtzeitig angekündigt werden, gut vorbereitet sein und im Optimalfall einen überschaubaren Zeitraum umfassen. Wir können schließlich nicht so einfach von einem Kollegen vertreten werden.

Unvorhergesehene Therapiepausen, zum Beispiel durch eine schwere Erkrankung des Therapeuten, können den Patienten sehr destabilisieren. Ein Tag Homeoffice ist leider auch nicht möglich, was ich sehr bedauere, wenn ich die Menschen in den Cafés der Großstädte mit ihren Laptops arbeiten sehe, wie sie umgeben von Tee und Kuchen ihr Geld verdienen.

In den Ferienzeiten kommt es immer wieder zu Terminausfällen, weil viele Menschen in den Urlaub fahren. Ärgerlich sind aber die Termine, die nicht rechtzeitig abgesagt wurden. Denn wenn der Patient nicht erscheint, dann kann man natürlich auch keine Leistungen gegenüber der Krankenkasse geltend machen. Stundenlohn: null Euro. Manche Therapeuten verlangen daher ein vorvereinbartes Ausfallhonorar, um erstens mehr Verbindlichkeit in die Termine zu bekommen und zweitens den wirtschaftlichen Schaden durch die ausgefallenen Stunden zu minimieren.

A WIE AUSBILDUNG UND B WIE BONGOS – WIE MAN ZUR PSYCHOTHERAPEUTIN WIRD

Im Kindergartenalter wollte ich, wenn ich einmal groß wäre – wie viele andere Mädchen auch –, unbedingt Prinzessin werden. Funkelnde Kleider, riesige Paläste und ein adretter, heldenhafter Prinz an meiner Seite – das klang für mich nach einer ziemlich rosigen Zukunft. Trotz aller Anstrengung ist daraus (bis jetzt) leider nichts geworden. Also musste nach der Schule eine Alternative her und es dauerte gar nicht lange, bis ich wusste, dass ich beruflich gern etwas mit Menschen machen wollte. Psychotherapeutin wollte ich werden, seitdem ich weiß, dass es diesen Beruf gibt. Dafür habe ich einiges auf mich genommen. Der Weg bis zur Approbation ist lang, steinig und teuer, deswegen überlegt man natürlich dreimal, ob es das alles wirklich wert ist. Ich für meinen Teil habe mir diese Frage immer wieder gestellt, wenn samstagmorgens um sieben Uhr der Wecker klingelte, weil ein Seminartag bevorstand. Acht Stunden theoretischer Input mit einem leichten Kater als Überbleibsel einer durchtanzten Nacht – es gibt Schöneres, kann ich euch sagen. Parallel zum ganz normalen Vollzeitjob natürlich, sechs Semester lang.

Besonders eindrücklich erinnere ich mich an einen Vormittag, an dem Entspannungsverfahren auf dem Stundenplan standen. In einer E-Mail vorab wurden wir aufgefordert,

Wollsocken, eine Decke, eine Matte und ein Kopfkissen mitzubringen. Ich ahnte schon, was mir bevorstand. Das Schlimme an Entspannungsverfahren ist nämlich, dass man sie am besten lernt, indem man sie praktisch durchführt. Allerdings ist es eine besondere Herausforderung, in einem runtergewirtschafteten Konferenzraum aus den Siebzigerjahren zu relaxen, mitten unter Seminarteilnehmern, die ähnlich wenig Motivation haben, sich von Kursleitern, die ansonsten immer auf Pünktlichkeit, Zuhören und Fleiß achten, dazu hinleiten zu lassen, sich doch mal komplett gehen zu lassen. »Stellen Sie sich vor, Sie laufen an einem wunderschönen Tag über eine duftende Wiese. Atmen Sie die frische Frühlingsluft tief ein – und langsam wieder aaauuus. Schauen Sie sich doch gern ein bisschen um und vielleicht haben Sie auch Lust, sich zu einer Blume herunterzubeugen, um sie näher zu betrachten.« Ja, und vielleicht auch nicht. Denn ich kann hier keine verdammte Blume sehen und ich liege auch nicht auf einer Wiese, sondern auf dem kalten, harten Steinboden. Hallo, Blasenentzündung! Jedenfalls könnte ich gerade nicht weiter von einem Entspannungszustand entfernt sein. Und während ich an nichts denken soll, frage ich mich, warum in solchen Erzählungen eigentlich alles immer so wahnsinnig idealisiert ist? Ich meine, absolute Stille und so – wo gibt es das schon? Lustig muss das von oben aussehen, wie wir hier alle so auf dem Boden herumliegen. Besser nicht weiter darüber nachdenken, sonst muss ich vielleicht noch lachen. Und das wäre neben niesen und husten das Schlimmste, was jetzt passieren könnte. Eine absolute Katastrophe. Und so verbrachte ich die restliche Zeit krampfhaft damit, nicht zu lachen oder anderweitige Geräusche zu produzieren. Das war ein echter

Kraftakt. Ich mache ja vieles mit, aber bei Entspannungsübungen bin ich in Zukunft so was von raus.

Neben dem Theorieteil ist die praktische Tätigkeit ein weiterer Baustein der Ausbildung. Sie muss in zwei unterschiedlichen psychotherapeutischen Arbeitsfeldern absolviert werden. Die Arbeitszeit wird quasi nicht vergütet und das ist natürlich ein Problem, weil man irgendwie seine Miete bezahlen muss. Deshalb sagen Betroffene in dieser Zeit auch manchmal leicht ironisch, sie seien Psychotherapeuten in Ausbeutung (statt in Ausbildung). Davon kann auch ich ein Lied singen.

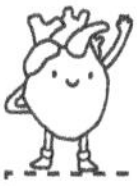

FALLBEISPIEL

In der Wohngemeinschaft, in der ich damals wohnte, lief es nicht mehr rund und ich wollte endlich in eine eigene Wohnung ziehen und meine Ruhe haben. Aber das war finanziell einfach nicht drin und um Hilfe wollte ich auch nicht bitten. Ein Ende der Durststrecke war ja immerhin absehbar, also zumindest nach Abschluss des Psychiatriejahres. Es ging mir nicht gut in dieser Zeit, wie es mir eigentlich nie wirklich gut geht, wenn ich das Gefühl habe, in einer Sackgasse zu stecken. Und so beschloss ich, daraus zumindest eine Lehre zu ziehen. Ich wollte niemals wieder in eine solche Abhängigkeitssituation kommen und alles daran setzen, zumindest im Rahmen meiner Möglichkeiten liquide zu sein. Vielleicht war das auch eine weitere Motivation dafür, mit dem Schreiben anzufangen und ein zweites Standbein aufzubauen.

Jetzt bin ich ein bisschen vom eigentlichen Thema abgekommen. Es ging uns eigentlich um die Ausbildung. Ein weiterer Bestandteil dieser ist die Supervision. Hier spricht man mit einem erfahrenen, extra dafür ausgebildeten Kollegen die anonymisierten Therapieverläufe seiner Patienten durch. Diese Arbeit will natürlich auch bezahlt werden, aber das nur so nebenbei.

Das war aber noch nicht alles. Psychotherapeuten in Ausbildung müssen über einhundert Stunden Selbsterfahrung machen. Dabei sollen sie sich selbst besser kennenlernen, um die eigenen Baustellen von denen der Patienten trennen zu lernen. Alles in allem eine ziemlich gute und spannende Sache, bei der ich viel über mich selbst erfahren konnte. Manchmal aber, so ganz unter uns, habe ich wirklich gedacht, ich bin im falschen Film.

ROLLENTAUSCH – EINMAL AUF DER PATIENTENSEITE

Ich lag mit einer fiesen Erkältung im Bett, als sich meine Selbsterfahrungsgruppe traf, und deswegen musste ich einige Stunden ganz allein im Einzelunterricht nachholen. Schon diese Tatsache führte dazu, dass ich nicht sonderlich gut gelaunt zum vereinbarten Termin bei meiner Selbsterfahrungsleiterin erschien. Meine Stimmung wurde auch nicht besser, als ich die ganzen Musikinstrumente im Raum verteilt sah, und meine Schuhe musste ich auch am Eingang ausziehen.

Sagen wir es mal so, instrumentale Improvisation ist nicht gerade mein Hobby. Generell mag ich es lieber, wenn die

Dinge nach Plan verlaufen. Aber weil ich keine Spielverderberin bin, habe ich natürlich trotzdem mitgemacht. Eine Stunde lang bin ich auf Socken durch den Raum gehüpft, habe auf Bongos getrommelt, den Gong geschlagen, wenn mir danach war, oder planlos in die Tasten des Klaviers gehauen. Einfach so, wie es kommt, »einfach so, wie Sie sich fühlen« – das war der Auftrag. Mal lauter, mal leiser, ohne Anfang, ohne Ende, aber immer unter den wachsamen Augen der Selbsterfahrungsleiterin. Zwischendrin in ungleichmäßigen Abständen die obligatorische Frage: »Wie ging es Ihnen dabei?«, und eine kleine Interpretation meines Verhaltens.

Runde zwei war dann eine Gesangsimprovisation, der ich mich verweigert habe. Also nicht wirklich verweigert, aber ein bisschen getrickst, indem ich nur Brummtöne von mir gegeben habe. Das Gute an solchen Übungen ist ja, dass alles, was man macht, irgendwie willkommen ist. Selbst ein Brrrmmm.

Ein anderes Mal stand das Thema Sexualität auf der Tagesordnung. Ich bin dem Anlass angemessen schon skeptisch an die Sache rangegangen. Und sollte recht behalten. Habt ihr schon einmal eure sexuelle Energie in Form einer Blume gezeichnet? Es war, sagen wir mal so, eine spezielle Erfahrung. Erstens habe ich mich dafür wahnsinnig geschämt, zweitens kann ich überhaupt nicht zeichnen, aber drittens, und das ist am schlimmsten: Genau das sind die Themen, die für so eine Selbsterfahrung wahnsinnig spannend sind. Das hat die spitzfindige Frau Selbsterfahrungsleiterin natürlich auch gewusst und ordentlich nachgebohrt. Ich werde an dieser Stelle selbstverständlich nicht zu sehr ins Detail gehen. Nur so viel sei gesagt:

Psychotherapeuten, das durfte ich also am eigenen Leib erfahren, bringen einen wirklich auf vielen Ebenen an die persönlichen Grenzen.

Aber genug aus dem Nähkästchen geplaudert. Die Selbsterfahrung hat mir in weiten Teilen wirklich sehr gut getan. Das sollte eigentlich jeder einmal machen. Selbst von der Sache mit der Blume habe ich irgendetwas mitgenommen. Vieles hat sich sortiert, auf manches habe ich einen neuen Blick bekommen. Profitiert habe ich davon doppelt: beruflich und auch privat. Jeder Mensch hat so sein Päckchen zu tragen und auch Psychotherapeuten sind nun mal Menschen. Mit Ängsten. Mit Problemen. Oder wie mein Oberarzt einmal augenzwinkernd zu mir sagte: »Im Grunde unterscheidet uns von den Patienten nur die Tatsache, dass wir einen Schlüssel für die Tür nach draußen haben.«

Eine Frage, die mir im Zusammenhang mit der Therapeutenausbildung häufig gestellt wird, ist die nach dem Ausschluss von der Ausbildung bei eigener therapeutischer Vergangenheit. Sagen wir es mal so, mir sind kein Gesetz und keine Vorschrift in der Berufsordnung bekannt, die dies untersagen würden. Ich kenne sogar viele Therapeuten, die selbst mal in Behandlung waren oder es sind. Und weil ich überzeugte Therapeutin bin, würde ich mich in Krisen auch an einen Kollegen wenden, um eine Meinung von außen zu bekommen. Sofern man psychisch krank und an der Therapeutenausbildung interessiert ist, sollte man sicherlich ein bisschen im Blick behalten, wie belastungsfähig man selbst ist und ob man die eigenen Erfahrungen von denen des Patienten trennen kann.

Während ich dieses Buch hier schreibe, wird die Psychotherapeutenausbildung reformiert. Das ist auch bitter nötig. Wir brauchen gute Therapeuten in diesem Land und nicht nur solche, die über das entsprechende Kleingeld verfügen, um sich die Ausbildung leisten zu können. Künftig wird es an den Hochschulen per Direktstudium einen Psychotherapie-Studiengang geben. Bisher lief die Ausbildung immer über private Institute.

HINTER DEN KULISSEN – SO ARBEITEN PSYCHOTHERAPEUTEN WIRKLICH

In einem gemütlichen Stuhl sitzen und einfach nur freundlich nicken, so würde ich auch gern einmal mein Geld verdienen. Das ist ein hartnäckiges Vorurteil über meinen Berufsstand und hat mit der Realität wenig zu tun. Eine Therapiestunde erfordert vollste Konzentration und spitze Ohren. Und von wegen, wir sitzen nur da und hören zu, was das Gegenüber zu sagen hat. Hinter den Kulissen, da passiert so einiges. Weil ich selbst Tiefenpsychologin bin, kann ich natürlich auch nur für meine Fachrichtung einen Einblick gewähren.

Zu Beginn einer Therapie wird die Psychodynamik des Patienten analysiert und es werden Hypothesen aufgestellt, beispielsweise über Abwehrmechanismen und Konflikte, darüber, wie die Bindungsstruktur des Gegenübers ist, vielleicht wird auch ein kurzer Blick auf die Phasen Freuds geworfen. Danach richtet sich die Planung der einzelnen Therapiephasen aus. Und dann kann die eigentliche Arbeit losgehen.

Zentrale Elemente der psychodynamischen Verfahren sind Übertragung und Gegenübertragung, der Wiederholungszwang und das Arbeiten am Widerstand. Aber fangen wir von vorn an.

Die **Übertragung** ist ein Prozess, der unbemerkt im therapeutischen Austausch stattfindet. Der Patient überträgt dabei, mehr oder weniger unbewusst, Erfahrungen aus vergangenen, früheren Beziehungen zu anderen bedeutsamen Menschen auf den Psychotherapeuten. Das funktioniert, weil sich der Therapeut als eine Art Projektionsfläche anbietet, er bleibt abstinent und neutral. Eine weiße Wand, auf der sich alte (Beziehungs-) Muster niederschlagen beziehungsweise wiederholen. Das ist auch der Grund, warum sich Psychoanalytiker und Tiefenpsychologen hinsichtlich ihrer eigenen Person ziemlich bedeckt halten. Die Übertragungsphänomene können positiv ausfallen, also in Form von Zuneigung, Sympathie bis hin zu sexuellen Wünschen, aber eben auch in allen möglichen negativen Formen von leichter Ablehnung bis hin zu tiefen Hassgefühlen. Wer also schlechte Erfahrungen mit Männern gemacht hat, könnte diese auf den männlichen Therapeuten übertragen. Der therapeutische Kontakt bietet sich dann unter anderem dazu an, diese Erfahrungen zu korrigieren.

Die **Gegenübertragung** bezieht sich auf die Gefühle und Empfindungen, die der Therapeut während der Stunde empfindet, die ihm aber nicht selbst gehören. Sie werden vom Patienten auf ihn übertragen. Wenn ich mich also nach einem Termin mit einem Depressiven komplett leer, erschöpft und müde fühle, dann sind es oft die Gefühle des Gegenübers, die ich in mich aufgenommen habe. Das ist ein Grund dafür, warum die therapeutische Arbeit für uns (emotional) sehr anstrengend ist. Nebenbei spielen auch neurologische Faktoren eine Rolle, weil die Spiegelneuronen in unserem Gehirn Gefühle und Verhalten unseres Gegenübers imitieren (zum Beispiel gähnen, wenn andere gähnen, mitlachen, wenn andere lachen, aber auch weinen, wenn beim Gegenüber die Tränen fließen). Die Selbsterfahrung, als ein Teil der

Therapeutenausbildung, hilft uns dabei, die eigenen Gefühle von den Gegenübertragungsgefühlen zu trennen.

Die Gegenübertragung ist ein wichtiger Wegweiser im therapeutischen Verlauf. Fast in jeder Supervisionsstunde (wenn Fälle mit einem geschulten Kollegen nachbesprochen werden) wird danach gefragt, wie sich der Therapeut im Kontakt mit dem Patienten gefühlt hat.

Der **Wiederholungszwang** besagt, dass ein Mensch immer wieder in die einmal angelegten Muster verfällt. Ganz egal, ob diese guttun oder nicht, die Betroffenen merken die Wiederholung des Dramas meist nicht einmal. Ich habe das manchmal bei Frauen erlebt, die in der Kindheit misshandelt wurden und sich im erwachsenen Alter immer wieder Partner suchten, die handgreiflich wurden oder ihnen anderweitig Schaden zufügten. Die Chance psychotherapeutischer Arbeit liegt dann darin, diese Tendenz zur Wiederholung offenzulegen, damit der Patient den Teufelskreis durchbrechen kann und zu einer anderen Lösung findet.

Der **Widerstand** ist die nachvollziehbare Abneigung des Patienten, sich an das Epizentrum des Problems heranzutrauen. Der Begriff Widerstand umfasst alle Handlungen oder Aussagen, die die therapeutische Arbeit ausbremsen. Abwehrmechanismen können dazu zählen, aber auch schlicht das Zuspätkommen oder Vergessen eines Therapietermins. Im Laufe einer Therapie arbeiten wir sozusagen am Widerstand entlang. Da, wo es wehtut, da geht es lang. Die Aufgabe des Therapeuten ist es, den Patienten langsam an diesen Punkt heranzuführen, ohne ihn dabei zu überfordern. Überwindet er den genannten Punkt, kann der Konflikt aufgelöst werden. Behandlungsfehler und Rückschritte in der Therapie können stattfinden, wenn der Therapeut zu schnell konfrontiert beziehungsweise wenn eine Konfrontation zu früh einsetzt und so den Patienten überfordert.

Soweit erst einmal zum kleinen Einblick hinter die Kulissen und in die Arbeit des Psychotherapeuten. Damit konnten wir hoffentlich auch das Vorurteil aus dem Weg räumen, dass Therapeuten nur gelangweilt herumsitzen, und nun erklärt sich vielleicht auch die Funktion des Klemmbrettes, hinter dem sich Therapeuten scheinbar so gern verstecken. Wir benutzen es nicht, um darauf verträumt Blumen zu malen oder Einkaufslisten zu schreiben. Wir notieren unsere Gedanken und Überlegungen zu unseren Patienten. Manchmal schreiben wir auch Sätze oder Wörter auf, die der Patient gesagt hat. Dann wollen wir ihn in seinem Gedankenfluss vielleicht nicht unterbrechen, uns aber auf das eine oder andere Gesagte noch einmal beziehen. Selbst einzelne Wörter können dabei von großer Bedeutung sein.

TEIL IV

DIE GESUNDE PSYCHE

Als ich vor einigen Wochen im Urlaub war, habe ich mich für eine lange Zeit ans Meer gesetzt und beobachtet: das Wasser, die Menschen, die Tiere, die Schiffe und den Himmel. Es ist meine persönliche Entspannungsübung. Überhaupt hat das Meer ein paar Eigenschaften, die man therapeutisch nutzen kann und die mich ein bisschen an meine Arbeit erinnern. Es ist zum Beispiel ein guter Zuhörer und lässt viel Raum zum Nachdenken. Es zeigt einem, dass man nicht allein und dass man am Leben ist. Es weckt stürmische und lebendige Seiten in einem, ebenso wie eine friedliche Entspanntheit. Ich finde, dass das Meer dazu anregt, sich auf eine positive Art mit sich selbst auseinanderzusetzen. Es erdet einen. Da wird einem erst einmal bewusst, wie klein man selbst ist und wie überflüssig manche Sorgen doch sind. Es würde mir also guttun, wenn ich mich regelmäßig ans Meer setzen könnte. Aber weil da, wo ich wohne, keine Natur ist, weil da graue Wände sind, laute Autos und viele Menschen, muss ich mir für den Alltag etwas anderes überlegen, wenn ich auf mich, meinen Körper und meine Psyche achten will.

Wir leben in einer hektischen Welt, in der vieles möglich und fast nichts unmöglich ist. Die E-Mail sollte bitte noch am Wochenende beantwortet werden, auf dem Weg zur Reinigung werden parallel noch wichtige Anrufe getätigt und wie selbstverständlich nimmt man den Anruf des Kunden auch dann entgegen, wenn man gerade krank im Bett liegt. Working Moms geben Vollgas im Job und wollen ihr Kind gleichzeitig bestmöglich fördern. Da wird die tollste Kita, die beste Schule gesucht, damit der oder die Kleine von Beginn an volle Leistung bringen kann und sich zu einem Optimum entwickelt. Besser, schneller, klüger, erfolgreicher und glücklicher.

Immer jagen wir einem anderen Ideal hinterher. Alle sind immer total beschäftigt und haben es eilig. Ja, selbst in der zwischenmenschlichen Kommunikation gehen, sehr zu meinem Bedauern, ganze Wörter verloren. Wir sagen »isso« statt »ist so«. Man fragt uns: »Alles?«, statt: »War das alles?«

Um dieses tägliche Pensum abliefern zu können, läuft der Körper auf Hochtouren. Die Folgen sind eine flache Atmung, ein hoher Blutdruck, ein geschwächtes Immunsystem und der vermehrte Ausschuss von Adrenalin und Cortisol (Stresshormon).[105] Nicht selten sitzen mir in der Therapie dann Patienten gegenüber, die nicht einmal mehr sagen können, wie es ihnen gerade geht. Die nicht wissen, welche Dinge ihnen in ihrer Freizeit Freude bereiten. Oder was sie an sich selbst gern mögen.

Pause machen. Durchatmen. Zur Ruhe kommen. Eigentlich klingt es so einfach. Dass sich viele Menschen nach dieser Entspannung sehnen, zeigt der Hype um die Hygge-Bewegung ziemlich gut. Habe ich es falsch verstanden oder steht dahinter im Grunde nur der Gedanke, dass man öfter und in gemütlicher Stimmung einen Kakao trinken sollte? Mir soll es recht sein, alles, was zur Entschleunigung und zu einem achtsamen Umgang mit sich selbst beiträgt, ist mir sehr willkommen. Und darüber freut sich auch die Psyche.

Manchmal, da braucht man für sein eigenes Glück aber einen kleinen Anstupser. Aus diesem Grund folgen nun ein paar gute Argumente dafür, sich mal wieder etwas Zeit für schöne Dinge zu gönnen. Die eigene Gesundheit ist eine Investition, die sich am Ende immer auszahlt. Und so kann jeder von uns, im Rahmen seiner Möglichkeiten, zumindest ein bisschen dazu beitragen, seine Psyche gesund zu halten und die schützenden Faktoren weiter auszubauen.

SPORT

Sport ist eine gute Sache, da erzähle ich niemandem etwas Neues. Das gilt für das körperliche Wohl, aber auch für das psychische. Jogging beispielsweise hat nachweislich positive Effekte auf die Stimmung und kann Symptome einer Depression verringern. Zudem gibt es Hinweise darauf, dass regelmäßige Bewegung zu einer Verringerung von Selbstmordgedanken führen kann.[106] Selbst kurze Einheiten steigern die Konzentrationsleistung und verbessern den Schlaf.[107]

Sportliche Betätigung kann das Selbstwertgefühl stärken, wenn man an seine eigenen Grenzen und darüber hinausgeht. Und in Gruppen hat man dann auch noch zwei Fliegen mit einer Klappe geschlagen, denn man kommt dabei gleichzeitig unter Menschen. Ein super Nebeneffekt: Während man sich so richtig austobt, hat man gar keine Gelegenheit, sich mit seinen Sorgen und Problemen zu beschäftigen.

Yoga ist mein absoluter Top-Tipp. Regelmäßiges Trainieren fördert nicht nur die stabile und gesunde Körperhaltung, sondern steigert die Ausgeglichen- und Zufriedenheit. Und auch auf der körperlichen Ebene sind positive Effekte zu beobachten: Die Muskeln lockern sich, die Gefäße erweitern sich, der Sauerstoffbedarf reduziert sich und das Herz kann einen Gang runterschalten. Gerade bei Patienten mit gestörtem Körpergefühl (wie das bei Essstörungen der Fall sein kann) hat sich Yoga als effektiv erwiesen.[108] Ich habe neulich Mady Morrison mit ihrem tollen YouTube-Yoga-Kanal für mich entdeckt und obwohl ich immer dachte, Yoga sei nicht mein Ding, muss ich zugeben, dass es mir ziemlich viel Freude bereitet, direkt in meinem Wohnzimmer mit einer Sequenz loszulegen (mehr unter www.madymorrison.com).

ENTSPANNUNGSÜBUNGEN

Ob autogenes Training, progressive Muskelentspannung oder Fantasiereise: Entspannung ist das Gegenteil von Stress und somit sind Entspannungsverfahren ein gutes Mittel, um aktiv gegen Angst oder eine Panikattacke vorzugehen. Die positiven Bilder in den Geschichten vom Meer oder der Blumenwiese sorgen dafür, dass schlechte Gedanken und Gefühle in den Hintergrund treten – eine gute Sache zum Beispiel für Menschen, die an Depressionen leiden, viel grübeln oder Sorgen haben. Für zappelige, aggressive, ruhelose und unkonzentrierte Kinder sind diese Verfahren ebenso gut geeignet. Umso häufiger man die Anwendungen durchführt, desto schneller kann man sich mit der Zeit in den gewünschten Entspannungszustand versetzen. Wichtig ist dabei, dass man eine Umgebung schafft, in der man Ruhe findet und sich wohlfühlt. Menschen, die an Asthma, Migräne, chronischen Magen-Darm-Erkrankungen, Herz-Kreislauf-Erkrankungen oder Epilepsie leiden, sollten jedoch zuvor Rücksprache mit dem Hausarzt halten. Auch für Personen, die unter Wahnvorstellungen leiden und die Realität nicht von Unwirklichem unterscheiden können, sind Entspannungsgeschichten ungeeignet. Bei Menschen mit einer Störung aus dem Autismus-Spektrum und bei traumatisierten Patienten sind die Übungen ohne Rücksprache mit einem Therapeuten nicht zu empfehlen, weil das unkontrollierte Fallenlassen und das

Abdriften in eine Fantasiewelt negative Auswirkungen auf die psychische Verfassung haben können.

ACHTSAMKEIT

An vielen Stellen in diesem Buch habe ich immer wieder die Bedeutung von Achtsamkeitsübungen hervorgehoben. Achtsamkeit ist eine Art Lebenseinstellung, die enge Verbindungen zum Buddhismus knüpft. Es bedeutet, dass man wertfrei im Hier und Jetzt verbleibt. Man versucht, die Dinge bewusst wahrzunehmen und das ohne Wertung. Das trägt zur Reduktion von Stress bei (weil sich die Produktion des Stresshormons Cortisol verringert) und kann der Entstehung von psychischen Krankheiten entgegenwirken.[109] Selbst vorhandene Störungen, wie Ängste oder Depressionen, können sich dadurch verringern. Auch auf der körperlichen Ebene wurden positive Effekte nachgewiesen. Ähnlich wie bei Entspannungsübungen wird der Sauerstoffverbrauch reduziert, die Atemfrequenz nimmt ab, die Gefäße weiten sich und die Muskelspannung lässt nach.[110] Und das Tolle daran ist, dass quasi jeder sehr unkompliziert einsteigen kann. Effektive Übungen gibt es eigentlich überall zu finden: im Internet, in vielen Büchern (ich arbeite mit dem *Kleinen Buch vom achtsamen Leben* oder mit dem *Einmaleins der Achtsamkeit*), in Kalenderform (besonders gefällt mir *Ein guter Plan*), in Videoform auf YouTube und sogar als App. Allein auf Instagram fanden sich Ende 2017 unter dem gleichnamigen Hashtag über hunderttausend Beiträge. Achtsamkeitsübungen haben auch in den therapeutischen Praxen und im

Klinikalltag Einzug gehalten und erfreuen sich einer großen Fangemeinde.

SINGEN

Auch Singen soll gut für die Psyche sein. Die Stimme ist ein Ausdruck unserer inneren Befindlichkeit. Wenn geträllert wird, nehmen wir aktiv Einfluss auf unsere Stimmung, je nachdem, was wir singen, wie wir es singen, ob wir allein oder mit anderen singen, welche Worte wir benutzen und welcher Beat das Ganze unterlegt. Es tut gut, sich zu öffnen, sich zu hören, tief einzuatmen, das Vibrieren in der Brust zu spüren. Noch besser ist das natürlich in Gemeinschaft. Wo wir schon beim Singen und Musik sind: Ich empfehle meinen Patienten, sich eine Playlist mit Lieblingsliedern anzulegen und immer und überall Kopfhörer mitzuführen. Das ist ein kleiner Trick, um sich unterwegs in die eigene Welt zurückziehen zu können oder um sich bewusst in eine bestimmte Stimmung zu versetzen. Vom Gute-Laune-Hit bis zum Kinderlied aus glücklichen Tagen ist alles erlaubt.

AUSMALEN UND ANDERE KÜNSTLERISCHE AKTIVITÄTEN

Vor gar nicht allzu langer Zeit haben sich einige meiner Freunde Mandalas und bunte Stifte gekauft, um abends ein bisschen zu malen. Es ist ein Trend, der sich mir nie so wirklich erschlossen hat, aber auf einmal waren die Bücherregale in den Geschäften voller Ausmalbilder für Erwachsene. Das sei so entspannend, haben viele gesagt. Und tatsächlich konnten Forscher nachweisen, dass tägliches Ausmalen zur Stress- und Angstreduktion beitragen kann.[111]

Aber auch andere kreative Tätigkeiten können dabei helfen, zu einem besseren seelischen Gleichgewicht zu finden. Ich nutze gern Übungen, in denen Patienten ihr Inneres über Farben und Formen ausdrücken können. Noch mehr wird dieses Vorgehen in der Tanz-, Kunst- oder Musiktherapie eingesetzt. Nicht immer ist es einfach, die Schmerzen der Vergangenheit zu verbalisieren. Wo Sprache fehlt, sagt vielleicht ein Ton, eine Zeichnung oder eine Bewegung mehr als tausend Worte.

SONNE

Der kalte lange Winter macht es vielen Menschen schwer und die zahlreichen grauen Tage wirken sich auch auf die Stimmung aus. Die Sonne fehlt und damit kommt es zu einem Mangel des Gute-Laune-Machers Vitamin D. Deshalb freut sich die Psyche darüber, wenn man die ohnehin geringen Sonnenstrahlen in der kalten Jahreszeit nutzt, um an die frische Luft zu gehen. Einfach auftanken.

RELIGION/SPIRITUALITÄT

Ich gebe zu, dass Religion nicht mein Spezialgebiet ist. Ich bin also nicht gläubig und ich war es auch nie. Aber ich weiß, dass der Glaube den Menschen Kraft geben kann. Eine meiner Patientinnen hat sich mit der Unterstützung Gottes immer wieder aus ihren Tiefen herausholen und neuen Mut finden können. Außerdem war sie in der Kirchgemeinde fest eingebunden und hatte neben sozialen Kontakten damit regelmäßige Termine, die ihr eine Tagesstruktur gaben. Hauptsache, es hilft, oder?

TAGEBUCH SCHREIBEN

Ich empfehle fast allen meinen Patienten, regelmäßig Tagebuch zu schreiben. Das klingt so einfach, dass viele es gar nicht glauben können. Aber das Aufschreiben zwingt einen dazu, sich mit sich selbst auseinanderzusetzen. Tagebuch schreiben hilft, die Gedanken zu sortieren, und kann Grübelschleifen durchbrechen. Es ist auch im Verlauf nützlich, um zu erkennen, welche Krisen man bereits gemeistert und inwiefern man sich weiterentwickelt hat. Es erinnert vielleicht an die schönen Momente des Lebens. Wer kein Freund großer Worte ist, kann die eigene Befindlichkeit auch auf einer Punkteskala einordnen. Es ist ein Vorgehen, das in den Kliniken häufig angewendet wird: »Wie geht es Ihnen heute, auf einer Skala von eins bis zehn, wenn zehn sensationell gut ist?« Solche Übungen helfen dabei, sich wieder auf sich selbst zu konzentrieren. Auf das Hier und Jetzt.

FREUNDE

Soziale Kontakte finden heutzutage mehr und mehr digital statt, aber es geht trotzdem nichts über einen Abend mit guten Freunden. Gemeinsam lachen, Sorgen teilen oder sich an Vergangenes erinnern, das tut so gut. Freunde sind die, die unangekündigt vor deiner Tür stehen und dich ins Kino einladen, weil du jetzt mal eine Pause von deinem Liebeskummer machen solltest. Freunde sorgen für Ablenkung. Freunde sind Entwicklungsbegleiter und Ersthelfer in fast allen Notlagen des Lebens. Freunde darf man aber auch um Hilfe bitten. Interessanterweise fällt das vielen Menschen gar nicht so leicht. Sie wollen keine Last sein, dem anderen keine unnötigen Sorgen bereiten. Wenn Patienten dies berichten, dann versuche ich umgekehrt zu fragen: »Wenn es deinem Freund schlecht gehen würde, würdest du es wissen wollen? Und wenn er nachts um drei Uhr anruft und um Hilfe bittet, würdest du ihn unterstützen?« Meistens regt das zumindest zum Nachdenken an.

ZURÜCK ZUM ICH

Egal ob Hygge, Kalligrafie, Mandala malen oder Rollenspiele im Wald - im Grunde weiß jeder selbst am besten, was ihm oder ihr guttut und was nicht. Da helfen auch alle Ratgeber der Welt nicht weiter. Deswegen ist es vielleicht die beste Regel, bei sich selbst zu bleiben. Nur weil der Affe im Zoo am Baum hängt, muss es ihm der Schwan nicht gleichtun. Auch wenn alle Freunde gerade im Park ihre Joggingrunden drehen, muss man nicht gleich hinterhersprinten.

Umso näher wir an unseren Gefühlen und Bedürfnissen leben, desto besser ist das für unsere Psyche. Das klingt esoterisch und riecht nach Räucherstäbchen, es hat in Wahrheit aber wenig damit zu tun. Es ist die Frage nach vergessenen Leidenschaften, nach dem Lebenstraum, aber auch nach den persönlichen Grenzen, nach mehr Zeit mit Menschen, die uns guttun. Ein bisschen Egoismus und Selbstfürsorge schaden jedenfalls nicht oder wie mein Lieblingskollege augenzwinkernd zu sagen pflegt: »Wenn jeder an sich selbst denkt, ist an alle gedacht.«

FEIERABEND UND AB AUFS SOFA

Während ich das letzte Kapitel dieses Buches noch einmal durchlese, tut mir meine eigene Psyche ein bisschen leid. So viele tolle Expertentipps, an die ich mich selbst leider nicht immer halte. In der Ecke dort drüben stehen meine Laufschuhe und schauen mich traurig an. Ein Tagebuch besitze ich noch nicht einmal, dafür habe ich aber jede Menge Probleme und Sorgen, so wie jeder andere Mensch eben auch. Leider gehen sie auch nicht einfach so weg, wenn ich ihnen sage, dass ich Psychotherapeutin bin.

Ich habe ängstliche Phasen, tieftraurige Momente und ich will es nicht hoffen, aber ich kann natürlich auch psychisch krank werden. Und dann brauche ich Hilfe und hoffe, dass ich auf einen Therapieplatz nicht ein halbes Jahr lang warten muss. So hat die Idee zu diesem Buch nämlich angefangen. Mit Wut über das Gesundheitssystem, mit Wut über unzumutbare Wartezeiten auf Therapieplätze, mit Wut auf Menschen, die zu schnell, zu oberflächlich und unwissend über psychisch Kranke urteilen. Ich wollte mit Vorurteilen aufräumen, zeigen, dass psychisch Kranke ganz normale Menschen sind, eben genauso wie Migränepatienten, Sehbehinderte oder Asthmatiker. So wie du und ich. Und dass man sich vieles im Leben aussucht, sicherlich aber keine Depression oder Angsterkrankung. Dass es keine menschliche Schwäche ist, psychisch zu erkranken. Und dass wir uns alle an irgendetwas abarbeiten.

Enden soll dieses Buch aber mit etwas Positiven, zum Beispiel mit Dankbarkeit. In Deutschland haben wir die

Möglichkeit, uns therapeutisch behandeln zu lassen. Sogar mit unterschiedlichen Methoden. Das ist nicht überall auf der Welt so. Wir haben Medikamente gefunden, die eine Verbesserung oder Entlastung unseres Leidens bewirken können. Wir haben über die Hintergründe von psychischen Störungen geforscht, schützende und Risikofaktoren ausgemacht. Sicherlich liegt noch viel Arbeit vor uns, aber hier und heute haben wir schon eine Menge erreicht.

Ich bin dankbar für diese wundervolle Arbeit. Ich habe so viele große und kleine Menschen aus der ganzen Welt kennengelernt. Sie kamen mit dem Fahrrad, mit Bus und Bahn, mit dem Auto oder zu Fuß, um sich von mir behandeln zu lassen. Ich habe viele Geschichten gehört, mich geärgert, herzlich gelacht und schon mal eine Träne verdrückt. Ich habe mich an die Schweigepflicht gehalten und ich habe sie ein-, zweimal durchbrechen müssen, zum Wohl meiner Patienten. Ich habe mit einem Jugendlichen das hart erkämpfte Abitur unter fiesen Panikattacken gefeiert und mich noch nach Feierabend gefreut. Ich habe gelernt, dass nicht nur Lebensmittel ein Verfallsdatum haben, sondern auch Chancen. Ich habe gesehen, wie sich Menschen weiterentwickelt haben und wie sie aus dem tiefsten und dunkelsten Loch wieder herauskamen. Habe beobachtet, dass, wer einmal umgefallen ist, auch wieder aufstehen kann. Ich habe für mich herausgefunden, dass die Menschen im Kern alle irgendwie gut sind. Und dass wir zusammen versuchen, uns durch dieses schöne und schwierige Leben durchzuboxen. Ich habe gelernt, dankbar zu sein, für das, was ich habe – weil ich gesehen habe, dass das nicht selbstverständlich ist.

Eine einzige Psychotherapeutin kann die Gesellschaft und das Gesundheitssystem sicherlich nicht verändern. Aber einen

Anfang setzen, nach dem es hoffentlich weitergeht. Und deswegen endet dieses Buch nicht mit einem Punkt, sondern mit einem Semikolon, in Anlehnung an die vielen Betroffenen, die sich dieses Satzzeichen haben tätowieren lassen, um aufzuklären oder sich daran zu erinnern, dass das Leben selbst nach dunkelsten Krisen weitergeht. Das finde ich ziemlich passend, denn auch wenn dies der allerletzte Satz ist, geht unsere Aufklärungsarbeit und Hilfe für psychisch Kranke natürlich jeden Tag weiter;

ZUM WEITERLESEN

Für alle, die sich weiter mit dem Thema auseinandersetzen wollen, folgen hier ein paar Empfehlungen. Es handelt sich dabei um eine freie und freiwillige Auflistung, also um Bücher, Filme oder Weblinks rund um Psyche und Emotionen, die mir persönlich gut gefallen.

FÜR DIE KLEINEN

- *Papas Seele hat Schnupfen* von Claudia Gliemann und Nadia Faichney
- *Mama, Mia und das Schleuderprogramm: Kindern Borderline erklären* von Christiane Tilly und Anja Offermann
- *Woran denkst du?: Ein Buch mit Klappen* von Laurent Moreau
- *Rosi in der Geisterbahn* von Philip Waechter
- *Der Kleine und das Biest* von Marcus Sauermann und Uwe Heidschötter
- *Die Kapitän-Nemo-Geschichten: Geschichten gegen Angst und Stress* von Ulrike Petermann

FÜR DIE GROSSEN

- *Seeing Her Ghosts: Kirsten Becken* von Kirsten Becken und Andrew Solomon
- *Ein guter Plan* von Ein guter Plan
- *Komm, ich erzähl dir eine Geschichte* von Jorge Bucay
- *Drei Fragen: Wer bin ich? Wohin gehe ich? Und mit wem?* von Jorge Bucay
- *Das kleine Übungsheft* (gibt es zu verschiedenen Themen, zum Beispiel Loslassen, Selbstliebe, Achtsamkeit) von diversen Autoren
- *Denn alles ist vergänglich* von Irving D. Yalom
- *Grundformen der Angst* von Fritz Riemann
- *Couch Fiction: Wie eine Psychotherapie funktioniert* von Philippa Perry und Junko Graat
- *Mein schwarzer Hund: Wie ich meine Depression an die Leine legte* von Matthew Johnstone
- *Das Einmaleins der Achtsamkeit: Vom täglichen Umgang mit alltäglichen Gefühlen* von Jessica Wilker
- *Das kleine Buch vom achtsamen Leben: 10 Minuten am Tag für weniger Stress und mehr Gelassenheit* von Patrizia Collard

Apps

EnkeApp
Skills2go für Borderliner. Dein digitaler Notfallkoffer
Headspace (Meditation)
DBT 112

Weblinks

www.internet-notruf.de
www.u25-berlin.de
www.freud-online.de
www.caritas.de/hilfeundberatung/onlineberatung/
www.madymorrison.com (Yoga)

Weitere Beiträge von mir findet ihr auf Facebook (@freudmich), Instagram (freudmich) und natürlich auf meinem Blog: www.freudmich.wordpress.com

DANKE

Zuallererst möchte ich meinen Eltern und meinem Bruder Fabi danken. Sie haben mir alles gezeigt, was im Leben wirklich wichtig ist.

Dann danke ich Daniel, der meine Launen ertragen und mir jeden Tag die Kraft und Zuversicht gegeben hat, für dieses Projekt weiterzukämpfen. Und dafür, dass er meiner Seele und meinem Herzen guttut.

Ich danke Rebecca für unsere wunderbare Freundschaft, für Feedback von der ersten Stunde an und die vielen Sprachnachrichten, die wir täglich hin und her schicken.

Ich danke Murielle fürs Lesen des Manuskripts, vor allem weil ich ihre Meinung sehr schätze. Ich danke Carla, Dennis, Soyoung, Anita, Späck, Felix, Klaudi, Steffi, Katja, Anja, Sabrina und allen anderen, die ich jetzt vergessen habe, dafür, dass es sie gibt und dass sie mich unterstützt haben.

Ich danke allen Kollegen, mit denen ich zusammengearbeitet habe, für ihre Sicht auf die Patienten, ihre Unterstützung, den täglichen fachlichen Input und die vielen lustigen Mittagspausen. Hartmut danke ich für die Geschichten und dafür, dass ich durch ihn lernen konnte, was einen guten Psychiater und Chef ausmacht. Ganz besonders und von Herzen möchte ich Matthias Danke sagen.

Und dann möchte ich mich bei dem Team der Praxis Dr. Schlüter-Müller und Prof. Dr. Schmeck in Frankfurt bedanken. Insbesondere bei Susanne, von der ich fachlich, aber auch menschlich so viel gelernt habe und die mir noch vor der Approbation ihr Vertrauen schenkte.

Bedanken möchte ich mich bei Laura, meiner Lektorin, ohne die das Buch wahrscheinlich nie fertig oder annähernd rund geworden wäre. Und dann natürlich bei Eden Books und im Speziellen bei Svenja, danke fürs Finden und die Chance, all meine Gedanken in Form eines Buches zusammenfassen zu können.

Last but not least gilt mein Dank natürlich all meinen Patienten für ihr Vertrauen und für ihre Offenheit. Und allen Lesern und Followern auf den einzelnen Kanälen für den Austausch und die Unterstützung.

LITERATUR

Die Autorin hat neben den aufgeführten Quellen Wissen aus Standardwerken genutzt, die hier nicht explizit angegeben werden.

[1] Vgl. Barmer (2010): »Jeder dritte Deutsche leidet jährlich an einer psychischen Erkrankung. Ergebnisse des BARMER-GEK Report 2010.« Stand: September 2010. URL: www.bptk.de/jeder-dritte-deutsche-leidet-jaehrlich-an-einer-psychischen-erkrankung/, zuletzt abgerufen am 04.12.19.

[2] Vgl. Heller, Jutta (2015): *Das wirft mich nicht um. Mit Resilienz stark durchs Leben gehen.* 3. Auflage. München: Kösel-Verlag. S. 4 f.

[3] Vgl. Rettenbach, Regina; Christ, Claudia (2014): *Die Psychotherapie-Prüfung. Kompaktkurs zur Vorbereitung auf die Approbationsprüfung nach dem Psychotherapeutengesetz mit Kommentar zum IMPP-Gegenstandskatalog.* 3., überarbeitete und erweiterte Auflage. Stuttgart: Schattauer GmbH. S. 106.

[4] Vgl. Kandale, Miki; Rugenstein, Kai (2014): *Das Repetitorium für die Abschlussprüfung zum Psychologischen Psychotherapeuten und zum Kinder- und Jugendlichenpsychotherapeuten.* 1. Auflage. Berlin: Deutscher Psychologen Verlag GmbH. S. 242 f.

[5] Vgl. Rettenbach, Regina; Christ, Claudia (2014): *Die Psychotherapie-Prüfung. Kompaktkurs zur Vorbereitung auf die Approbationsprüfung nach dem Psychotherapeutengesetz mit Kommentar zum IMPP-Gegenstandskatalog.* 3.,

überarbeitete und erweiterte Auflage. Stuttgart: Schattauer GmbH. S. 36.

[6] Vgl. Kara, Stefanie (2018): »Wir wissen nicht, was wir tun.« In: *Die Zeit.* Ausgabe 5, 25.01.2018. S. 31.

[7] Vgl. Rettenbach, Regina; Christ, Claudia (2014): *Die Psychotherapie-Prüfung. Kompaktkurs zur Vorbereitung auf die Approbationsprüfung nach dem Psychotherapeutengesetz mit Kommentar zum IMPP-Gegenstandskatalog.* 3., überarbeitete und erweiterte Auflage. Stuttgart: Schattauer GmbH. S. 243.

[8] Vgl. Kandale, Miki; Rugenstein, Kai (2014): *Das Repetitorium für die Abschlussprüfung zum Psychologischen Psychotherapeuten und zum Kinder- und Jugendlichenpsychotherapeuten.* 1. Auflage. Berlin: Deutscher Psychologen Verlag GmbH. S. 265.

[9] Vgl. Perry, Philippa (2011): *Couch Fiction. Wie eine Psychotherapie funktioniert.* München: Antje Kunstmann GmbH. S. 88.

[10] Vgl. Kandale, Miki; Rugenstein, Kai (2014): *Das Repetitorium für die Abschlussprüfung zum Psychologischen Psychotherapeuten und zum Kinder- und Jugendlichenpsychotherapeuten.* 1. Auflage. Berlin: Deutscher Psychologen Verlag GmbH. S. 265.

[11] Vgl. Kandale, Miki; Rugenstein, Kai (2014): *Das Repetitorium für die Abschlussprüfung zum Psychologischen Psychotherapeuten und zum Kinder- und Jugendlichenpsychotherapeuten.* 1. Auflage. Berlin: Deutscher Psychologen Verlag GmbH. S. 265.

[12] Vgl. Perry, Philippa (2011): *Couch Fiction. Wie eine Psychotherapie funktioniert.* München: Antje Kunstmann GmbH. S. 134.

[13] Vgl. Kandale, Miki; Rugenstein, Kai (2014): *Das Repetitorium für die Abschlussprüfung zum Psychologischen Psychotherapeuten und zum Kinder- und Jugendlichenpsychotherapeuten.* 1. Auflage. Berlin: Deutscher Psychologen Verlag GmbH. S. 264.

[14] Vgl. Seiffge-Krenke, Inge (2017): *Die Psychoanalyse des Mädchens.* Stuttgart: Klett-Cotta. S. 25.

[15] Vgl. Seiffge-Krenke, Inge (2017): *Die Psychoanalyse des Mädchens.* Stuttgart: Klett-Cotta. S. 35.

[16] Vgl. Kandale, Miki; Rugenstein, Kai (2014): *Das Repetitorium für die Abschlussprüfung zum Psychologischen Psychotherapeuten und zum Kinder- und Jugendlichenpsychotherapeuten.* 1. Auflage. Berlin: Deutscher Psychologen Verlag GmbH. S. 264.

[17] Vgl. Kandale, Miki; Rugenstein, Kai (2014): *Das Repetitorium für die Abschlussprüfung zum Psychologischen Psychotherapeuten und zum Kinder- und Jugendlichenpsychotherapeuten.* 1. Auflage. Berlin: Deutscher Psychologen Verlag GmbH. S. 37.

[18] Vgl. Kandale, Miki; Rugenstein, Kai (2014): *Das Repetitorium für die Abschlussprüfung zum Psychologischen Psychotherapeuten und zum Kinder- und Jugendlichenpsychotherapeuten.* 1. Auflage. Berlin: Deutscher Psychologen Verlag GmbH. S. 268 ff.

[19] Vgl. Kandale, Miki; Rugenstein, Kai (2014): *Das Repetitorium für die Abschlussprüfung zum Psychologischen*

Psychotherapeuten und zum Kinder- und Jugendlichenpsychotherapeuten. 1. Auflage. Berlin: Deutscher Psychologen Verlag GmbH. S. 266 ff.

[20] Vgl. Arbeitskreis OPD-KJ-2 (Hrsg.) (2013): *Operationalisierte Psychodynamische Diagnostik im Kindes- und Jugendalter. Grundlagen und Manual.* 1. Auflage. Bern: Verlag Hans Huber. S. 21.

[21] Vgl. Brisch, Karl Heinz (1999): *Bindungsstörungen. Von der Bindungstheorie zur Therapie.* Stuttgart: Klett-Cotta. S. 29.

[22] Vgl. Mierau, Susanne (2016): *Geborgen wachsen. Wie Kinder glücklich groß werden.* 3. Auflage. München: Kösel-Verlag. S. 17.

[23] Vgl. Brisch, Karl Heinz (1999): *Bindungsstörungen. Von der Bindungstheorie zur Therapie.* Stuttgart: Klett-Cotta. S. 29 und S. 36 f.

[24] Vgl. Kandale, Miki; Rugenstein, Kai (2014): *Das Repetitorium für die Abschlussprüfung zum Psychologischen Psychotherapeuten und zum Kinder- und Jugendlichenpsychotherapeuten.* 1. Auflage. Berlin: Deutscher Psychologen Verlag GmbH. S. 305.

[25] Vgl. Kandale, Miki; Rugenstein, Kai (2014): *Das Repetitorium für die Abschlussprüfung zum Psychologischen Psychotherapeuten und zum Kinder- und Jugendlichenpsychotherapeuten.* 1. Auflage. Berlin: Deutscher Psychologen Verlag GmbH. S. 268.

[26] Vgl. Mierau, Susanne (2016): *Geborgen wachsen. Was Kinder glücklich macht.* 3. Auflage. München: Kösel-Verlag. S. 137.

[27] Vgl. Kandale, Miki; Rugenstein, Kai (2014): *Das Repetitorium für die Abschlussprüfung zum Psychologischen*

Psychotherapeuten und zum Kinder- und Jugendlichenpsychotherapeuten. 1. Auflage. Berlin: Deutscher Psychologen Verlag GmbH. S. 200 f.

[28] Vgl. Rettenbach, Regina; Christ, Claudia (2014): *Die Psychotherapie-Prüfung. Kompaktkurs zur Vorbereitung auf die Approbationsprüfung nach dem Psychotherapeutengesetz mit Kommentar zum IMPP-Gegenstandskatalog.* 3., überarbeitete und erweiterte Auflage. Stuttgart: Schattauer GmbH. S. 32.

[29] Vgl. Kandale, Miki; Rugenstein, Kai (2014): *Das Repetitorium für die Abschlussprüfung zum Psychologischen Psychotherapeuten und zum Kinder- und Jugendlichenpsychotherapeuten.* 1. Auflage. Berlin: Deutscher Psychologen Verlag GmbH. S. 201.

[30] Vgl. Petermann, Franz; Petermann, Ulrike (2006): »Klassisches Konditionieren.« In: Petermann Franz (Hrsg.): *Kinderverhaltenstherapie. Grundlagen, Anwendungen und Ergebnisse.* 3., vollständig überarbeitete Auflage. Baltmannsweiler: Schneider Verlage Hohengehren. S. 20.

[31] Vgl. Rettenbach, Regina; Christ, Claudia (2014): *Die Psychotherapie-Prüfung. Kompaktkurs zur Vorbereitung auf die Approbationsprüfung nach dem Psychotherapeutengesetz mit Kommentar zum IMPP-Gegenstandskatalog.* 3., überarbeitete und erweiterte Auflage. Stuttgart: Schattauer GmbH. S. 33.

[32] Vgl. Rudolf, Gerd (2005): *Psychotherapeutische Medizin und Psychosomatik.* 5., unveränderte Auflage. Stuttgart: Georg Thieme Verlag KG. S. 26.

[33] Vgl. Kandale, Miki; Rugenstein, Kai (2014): *Das Repetitorium für die Abschlussprüfung zum Psychologischen*

Psychotherapeuten und zum Kinder- und Jugendlichenpsychotherapeuten. 1. Auflage. Berlin: Deutscher Psychologen Verlag GmbH. S. 204 f.

[34] Vgl. Petermann, Ulrike; Petermann Franz (2006): »Verhaltenstherapie im Kindes- und Jugendalter. Grundlagen der Kinderverhaltenstherapie: Verstärkungslernen und Verhaltensanalyse.« URL: www.zkpr.uni-bremen.de/fileadmin/user_upload/forschung/downloads/petermann_petermann_2009_vortrag_verhaltenstherapie_verstaerkungslernen_verhaltensanalyse_gelsenkirchen.pdf, zuletzt abgerufen am 04.12.19.

[35] Vgl. Mattejat, Fritz; Schulte-Markwort, Michael (2013): *Kinder- und Jugendpsychiatrie und -psychotherapie systematisch.* 5. Auflage. Bremen: UNI-MED. S. 353.

[36] Vgl. Riemann, Dieter et al. (2015): »Schlafstörungen.« In: Berger, Mathias (Hrsg.): *Psychische Erkrankungen Klinik und Therapie.* 5. Auflage. München: Elsevier GmbH. S. 567 f.

[37] Vgl. Bernhardt, Klaus (2016): *Panikattacken und andere Angststörungen loswerden. Wie die Hirnforschung hilft, Angst und Panik für immer zu besiegen.* 4. Auflage. München: Ariston Verlag. S. 24 f.

[38] Vgl. Bernhardt, Klaus (2016): *Panikattacken und andere Angststörungen loswerden. Wie die Hirnforschung hilft, Angst und Panik für immer zu besiegen.* 4. Auflage. München: Ariston Verlag. S. 29.

[39] Vgl. Lebsanft, Max (2017): »Entzündete Seele.« Stand: 17.07.2017. URL: www.zeit.de/2017/29/depressionen-chronische-entzuendungen-psychologie-forschung, zuletzt abgerufen am 04.12.19.

[40] Vgl. DGPPN (2018): »Zahlen und Fakten der Psychiatrie und Psychotherapie.« Stand: Januar 2018. URL: www.dgppn.de/_Resources/Persistent/328e6e8b7b11297a3c719fb27e01ec9abad629aa/Factsheet_Psychiatrie.pdf, zuletzt abgerufen am 04.12.19.

[41] Vgl. Rabe-Menssen, Cornelia; Hentschel, Gebhard; Ruh, Michael (2017): »Erhebliche regionale Unterschiede in der Wartezeit auf Psychotherapie.« In: *Psychotherapie Aktuell,* 9. Jahrgang, Heft 4. S. 17.

[42] Vgl. Lebsanft, Max (2017): »Entzündete Seele.« Stand: 17.07.2017. URL: www.zeit.de/2017/29/depressionen-chronische-entzuendungen-psychologie-forschung, zuletzt abgerufen am 04.12.19.

[43] Vgl. Bundes Psychotherapeuten Kammer (2013): »BPtK Studie zur Arbeits- und Erwerbsunfähigkeit Psychische Erkrankungen und gesundheitsbedingte Frühverrentung.« URL: www.bptk.de/wp-content/uploads/2019/01/20140128_BPtK-Studie_Arbeits-und_Erwerbsunfaehigkeit-2013.pdf, zuletzt abgerufen am 04.12.19.

[44] Vgl. welt.de (2017): »Belastende Lebensereignisse führen zu vielen Krankentagen.« Stand: 14.09.2017. URL: www.welt.de/gesundheit/article168634685/Belastende-Lebensereignisse-fuehren-zu-vielen-Krankentagen.html, zuletzt abgerufen am 04.12.19.

[45] Alle Angaben dieses Buches beziehen sich auf den ICD-10, da die 11. Auflage zur Abgabe des Manuskriptes noch nicht erschienen ist.

[46] Kandale, Miki; Rugenstein, Kai (2014): *Das Repetitorium für die Abschlussprüfung zum Psychologischen Psychotherapeuten*

und zum Kinder- und Jugendlichenpsychotherapeuten. 1. Auflage. Berlin: Deutscher Psychologen Verlag GmbH. S. 35.

47 Vgl. Rudolf, Gerd (2005): *Psychotherapeutische Medizin und Psychosomatik.* 5., unveränderte Auflage. Stuttgart: Georg Thieme Verlag KG. S. 14.

48 Vgl. aerzteblatt.de (2017): »Psychotherapie: Weiterhin zu lange Wartezeit auf Behandlung.« Stand: 28.09.2017. URL: www.aerzteblatt.de/nachrichten/80590/Psychotherapie-Weiterhin-zu-lange-Wartezeit-auf-Behandlung, zuletzt abgerufen am 04.12.19.

49 Vgl. Gemeinsamer Bundesausschuss (2017): »Richtlinie des Gemeinamen Bundesausschusses über die Durchführung der Psychotherapie.« Stand 16.02.2017. S. 9. URL: www.g-ba.de/downloads/62-492-1266/PT-RL_2016-11-24_iK-2017-02-16.pdf, zuletzt abgerufen am 04.12.19.

50 Vgl. Kandale, Miki; Rugenstein, Kai (2014): *Das Repetitorium für die Abschlussprüfung zum Psychologischen Psychotherapeuten und zum Kinder- und Jugendlichenpsychotherapeuten.* 1. Auflage. Berlin: Deutscher Psychologen Verlag GmbH. S. 329.

51 Vgl. Fachverband Deutscher Heilpraktiker e.V. URL: www.heilpraktiker.org/heilpraktiker-ausbildung, zuletzt abgerufen am 04.12.19.

52 Vgl. Bundesverband der Arzneimittelhersteller e.V. (2016): »Der Arzneimittelmarkt in Deutschland.« S. 27. URL: www.bah-bonn.de/bah/?type=565&file=redakteur_filesystem%2Fpublic%2FBAH_Zahlenbroschuere_2016_web.pdf, zuletzt abgerufen am 04.12.19.

53 Vgl. Poehlke, Thomas (2012): *GK 3 Psychiatrie.* 18. Auflage. Stuttgart: Georg Thieme Verlag. S. 91.

[54] Vgl. Haug, Achim (2017): *Das kleine Buch von der Seele. Ein Reiseführer durch unsere Psyche und ihre Erkrankungen.* München: Verlag C. H. Beck. S. 187.
[55] Vgl. Haug, Achim (2017): *Das kleine Buch von der Seele. Ein Reiseführer durch unsere Psyche und ihre Erkrankungen.* München: Verlag C. H. Beck. S. 191.
[56] Vgl. Poehlke, Thomas (2012): *GK 3 Psychiatrie.* 18. Auflage. Stuttgart: Georg Thieme Verlag. S. 95.
[57] Vgl. Lempp, Thomas (2016): *Kinder- und Jugendpsychiatrie.* 3. Auflage. München: Elsevier GmbH. S. 14.
[58] Bundesministerium der Justiz und für Verbraucherschutz: »Gesetz über den Verkehr mit Betäubungsmitteln«, § 29 Straftaten. URL: www.gesetze-im-internet.de/btmg_1981/__29.html, zuletzt abgerufen am 04.12.19.
[59] Vgl. Lempp, Thomas (2016): *Kinder- und Jugendpsychiatrie.* 3. Auflage. München: Elsevier GmbH. S. 14 f.
[60] Vgl. Lempp, Thomas (2016): *Kinder- und Jugendpsychiatrie.* 3. Auflage. München: Elsevier GmbH. S. 14 f.
[61] Vgl. Kandale, Miki; Rugenstein, Kai (2014): *Das Repetitorium für die Abschlussprüfung zum Psychologischen Psychotherapeuten und zum Kinder- und Jugendlichenpsychotherapeuten.* 1. Auflage. Berlin: Deutscher Psychologen Verlag GmbH. S. 155.
[62] Vgl. Kandale, Miki; Rugenstein, Kai (2014): *Das Repetitorium für die Abschlussprüfung zum Psychologischen Psychotherapeuten und zum Kinder- und Jugendlichenpsychotherapeuten.* 1. Auflage. Berlin: Deutscher Psychologen Verlag GmbH. S. 149.
[63] Vgl. Lempp, Thomas (2016): *Kinder- und Jugendpsychiatrie.* 3. Auflage. München: Elsevier GmbH. S. 12.

[64] Vgl. DAK-Gesundheit (2013): »DAK Gesundheitsreport 2013.« Stand: Februar 2013. S. 76. URL: www.dak.de/dak/download/vollstaendiger-bundesweiter-gesundheitsreport-2013-2120160.pdf, zuletzt abgerufen am 04.12.19.

[65] Vgl. »Informationsblatt des Polizeiärztlichen Dienstes der Bundespolizei für Bewerberinnen/Bewerber über die Polizeiärztliche Untersuchung.«

[66] Vgl. Schlesinger-Stoll, Margit (2014): »Psychotherapie am Monitor.« In: *Psychologie Heute,* 41. Jahrgang, 01/2014, S. 45.

[67] Vgl. Schuhmacher, Andrea (2009): »Das betrogene Ich.« Stand: 13.10.2009. URL: www.zeit.de/zeit-wissen/2005/05/Autobiographisches_Gedaechtnis.xml, zuletzt abgerufen am 04.12.19.

[68] Vgl. *Psychologie Heute* (2017): »Themen & Trends.« 44. Jahrgang, 05/2017, S. 7.

[69] Deutscher Bundestag: »Die Grundrechte.« URL: www.bundestag.de/parlament/aufgaben/rechtsgrundlagen/grundgesetz/gg_01/245122, zuletzt abgerufen am 04.12.19.

[70] Vgl. Bly, Nellie (1887): »Im Irrenhaus.« In: *Reportagen,* November 2017. Ausgabe 37. S. 100 ff.

[71] Vgl. Hoheisel, Horst; Knitz, Andreas: *Das Denkmal der Grauen Busse.* Kunstinstallation, Frankfurt, Rathenauplatz, von April 2017 bis Mai 2018.

[72] Vgl. Griffey, Harriet (2018): *Endlich ausgeglichen. Atmen. Loslassen. Leben.* Berlin: Eden Books. S. 26.

[73] Vgl. Statistisches Bundesamt: »Krankenhäuser nach Fachabteilungen. Einrichtungen, Betten und Patientenbewegung 2016.«

[74] Vgl. Peters, Uwe Henrik (2007): *Lexikon Psychiatrie, Psychotherapie, Medizinische Psychologie.* 6. Auflage. München: Elsevier GmbH. S. 432.

[75] Vgl. Peters, Uwe Henrik (2007): *Lexikon Psychiatrie, Psychotherapie, Medizinische Psychologie.* 6. Auflage. München: Elsevier GmbH. S. 432.

[76] Vgl. Kandale, Miki; Rugenstein, Kai (2014): *Das Repetitorium für die Abschlussprüfung zum Psychologischen Psychotherapeuten und zum Kinder- und Jugendlichenpsychotherapeuten.* 1. Auflage. Berlin: Deutscher Psychologen Verlag GmbH. S. 68.

[77] Vgl. Jachertz, Norbert (2013): »Psychische Erkrankungen: Hohes Aufkommen, niedrige Behandlungsrate.« Dtsch Arztebl 2013; 110(7): A-269 / B-250 / C-250. URL: www.aerzteblatt.de/archiv/134511/Psychische-Erkrankungen-Hohes-Aufkommen-niedrige-Behandlungsrate, zuletzt abgerufen am 04.12.19.

[78] Vgl. Robert Koch-Institut (2016): »Gesundheit in Deutschland – die wichtigsten Entwicklungen.« S. 43. URL: www.rki.de/DE/Content/Gesundheitsmonitoring/Gesundheitsberichterstattung/GBEDownloadsGiD/2015/kurzfassung_gesundheit_in_deutschland.pdf?__blob=publicationFile, zuletzt abgerufen am 04.12.19.

[79] Vgl. Dilling, Horst; Freyberger, Harald J. (Hrsg.) (2010): *Taschenführer zur ICD-10-Klassifikation psychischer Störungen. Mit Glossar und Diagnostischen Kriterien ICD-10: DCR-10 und Konferenztabellen ICD-10 vs. DSM-IV-TR.* 1. Nachdruck der 5., überarbeiteten Auflage unter Berücksichtigung der German Modification. Bern: Verlag Hans Huber. S. 162.

[80] Vgl. Lempp, Thomas (2016): *Kinder- und Jugendpsychiatrie.* 3. Auflage. München: Elsevier GmbH. S. 68 f.

[81] Vgl. AWMF (2014): »S3-Leitlinie Behandlung von Angststörungen, Kurzversion.«

[82] Vgl. DAK Forschung (2015): »Psychoreport 2015.« S. 10.

[83] Vgl. Robert Koch-Institut (2017): »Robert Koch-Institut zum Weltgesundheitstag 2017: Daten und Fakten zu Depressionen.« Stand: 05.04.2017. URL: www.rki.de/DE/Content/Gesundheitsmonitoring/Gesundheitsberichterstattung/GesundAZ/Content/D/Depression/Daten_Fakten/daten_fakten_depressionen_inhalt.html, zuletzt abgerufen am 04.12.19.

[84] Vgl. Deutsche Depressionshilfe (2017): »Deutschland Barometer. Volkskrankheit Depression – So denkt Deutschland.« URL: www.deutsche-depressionshilfe.de/files/cms/downloads/studienergebnisse_depression_so-denkt-deutschland.pdf, zuletzt abgerufen am 04.12.19.

[85] Vgl. Dilling, Horst; Freyberger, Harald J. (Hrsg.) (2010): *Taschenführer zur ICD-10-Klassifikation psychischer Störungen. Mit Glossar und Diagnostischen Kriterien ICD-10: DCR-10 und Konferenztabellen ICD-10 vs. DSM-IV-TR.* 1. Nachdruck der 5., überarbeiteten Auflage unter Berücksichtigung der German Modification. Bern: Verlag Hans Huber. S. 138.

[86] Vgl. Lempp, Thomas (2016): *Kinder- und Jugendpsychiatrie.* 3. Auflage. München: Elsevier GmbH. S. 70 f.

[87] Vgl. DAK Forschung (2015): »Psychoreport 2015.« S. 48.

[88] Vgl. Seiffge-Krenke, Inge (2017): *Die Psychoanalyse des Mädchens.* Stuttgart: Klett-Cotta. S. 25 und S. 32 f.

[89] Vgl. Lempp, Thomas (2016): *Kinder- und Jugendpsychiatrie.* 3. Auflage. München: Elsevier GmbH. S. 71.

[90] Vgl. AWMF (2016): »Patientenleitlinie zur Nationalen Versorgungsleitlinie Unipolare Depression.« 2. Auflage, S. 38. Stand: Dezember 2016. URL: www.awmf.org/uploads/tx_szleitlinien/nvl-005p_S3_Unipolare_Depression_2017-05.pdf, zuletzt abgerufen am 04.12.19.

[91] Vgl. Lempp, Thomas (2016): *Kinder- und Jugendpsychiatrie.* 3. Auflage. München: Elsevier GmbH. S. 38.

[92] Vgl. Lempp, Thomas (2016): *Kinder- und Jugendpsychiatrie.* 3. Auflage. München: Elsevier GmbH. S. 72.

[93] Vgl. Lempp, Thomas (2016): *Kinder- und Jugendpsychiatrie.* 3. Auflage. München: Elsevier GmbH. S. 76 f.

[94] Vgl. Kandale, Miki; Rugenstein, Kai (2014): *Das Repetitorium für die Abschlussprüfung zum Psychologischen Psychotherapeuten und zum Kinder- und Jugendlichenpsychotherapeuten.* 1. Auflage. Berlin: Deutscher Psychologen Verlag GmbH. S. 176 f.

[95] Vgl. Dilling, Horst; Freyberger, Harald J. (Hrsg.) (2010): *Taschenführer zur ICD-10-Klassifikation psychischer Störungen. Mit Glossar und Diagnostischen Kriterien ICD-10: DCR-10 und Konferenztabellen ICD-10 vs. DSM-IV-TR.* 1. Nachdruck der 5., überarbeiteten Auflage unter Berücksichtigung der German Modification. Bern: Verlag Hans Huber. S. 258.

[96] Vgl. Lempp, Thomas (2016): *Kinder- und Jugendpsychiatrie.* 3. Auflage. München: Elsevier GmbH. S. 82 f.

[97] Vgl. Kandale, Miki; Rugenstein, Kai (2014): *Das Repetitorium für die Abschlussprüfung zum Psychologischen Psychotherapeuten und zum Kinder- und Jugendlichenpsychotherapeuten.* 1. Auflage. Berlin: Deutscher Psychologen Verlag GmbH. S. 175.

[98] Vgl. Rettenbach, Regina; Christ, Claudia (2014): *Die Psychotherapie-Prüfung. Kompaktkurs zur Vorbereitung auf die Approbationsprüfung nach dem Psychotherapeutengesetz mit Kommentar zum IMPP-Gegenstandskatalog.* 3., überarbeitete und erweiterte Auflage. Stuttgart: Schattauer GmbH. S. 71.

[99] Vgl. Berger, Mathias; Falkai, Peter; Maier, Wolfgang (2012): »Arbeitswelt und psychische Belastung: Burn-out ist keine Krankheit.« Dtsch Arztebl 2012; 109(14): A-700 / B-610 / C-602. URL: www.aerzteblatt.de/archiv/124719/Arbeitswelt-und-psychische-Belastungen-Burn-out-ist-keine-Krankheit, zuletzt abgerufen am 04.12.19.

[100] Vgl. Poehlke, Thomas (2012): *GK 3 Psychiatrie.* 18. Auflage. Stuttgart: Georg Thieme Verlag. S. 8 ff.

[101] Vgl. Lempp, Thomas (2016): *Kinder- und Jugendpsychiatrie.* 3. Auflage. München: Elsevier GmbH. S. 5.

[102] Vgl. Rudolf, Gerd (2005): *Psychotherapeutische Medizin und Psychosomatik.* 5., unveränderte Auflage. Stuttgart: Georg Thieme Verlag KG. S. 7.

[103] Zitiert nach Buchholz, Michael B. (1996): *Metaphern der »Kur«. Eine qualitative Studie zum psychotherapeutischen Prozeß.* Opladen: Westdeutscher Verlag GmbH. S. 23.

[104] Vgl. Statistisches Bundesamt (2015): »Anzahl der Suizide 2015.«

[105] Vgl. Griffey, Harriet (2018): *Endlich ausgeglichen. Atmen. Loslassen. Leben.* Berlin: Eden Books. S. 53.

[106] Vgl. *Psychologie Heute* (2013): »Schwung holen im Tief.« 40. Jahrgang, 08/2013, S. 55.

[107] Vgl. *Psychologie Heute* (2016): »Laufmasche.« 43. Jahrgang, 04/2016, S. 11.

[108] Vgl. Klatte, Rahel; Pabst, Simon; Beelmann, Andreas; Rosendahl, Jenny (2016): »Wirksamkeit von körperorientiertem Yoga bei psychischen Störungen.« URL: www.aerzteblatt.de/archiv/175449/Wirksamkeit-von-koerperorientiertem-Yoga-bei-psychischen-Stoerungen, zuletzt abgerufen am 04.12.19.

[109] Vgl. Collard, Patrizia (2016): *Das kleine Buch vom achtsamen Leben. 10 Minuten am Tag für weniger Stress und mehr Gelassenheit.* 6. Auflage. München: Wilhelm Heyne Verlag. S. 7.

[110] Vgl. Griffey, Harriet (2018): *Endlich ausgeglichen. Atmen. Loslassen. Leben.* Berlin: Eden Books. S. 42; Vgl. Husmann, Björn; Naas, Oliver (2015): »Spannungsregulation und Achtsamkeitsförderung sind zentrale psychotherapeutische Kompetenzen.« In: *Psychotherapeutenjournal,* 14. Jahrgang, 18.03. 2015, S. 4 f.

[111] Vgl. University of Otago (2017): »Colouring-in may improve adult mental health.« Stand: 08.11.2017. URL: www.otago.ac.nz/news/news/otago667808.html, zuletzt abgerufen am 04.12.19.

WEITERE TITEL VON EDEN BOOKS

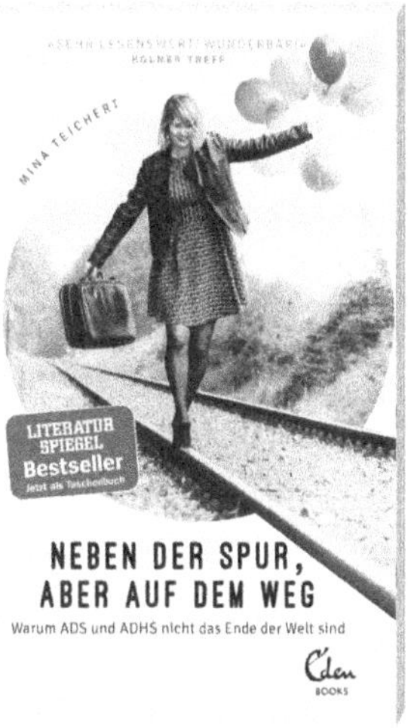

Mina Teichert
NEBEN DER SPUR, ABER AUF DEM WEG
Warum ADS und ADHS nicht das Ende der Welt sind

288 Seiten | Taschenbuch |
12,5 × 19 cm
€ 9,95 (D) / € 10,30 (A)
Auch als E-Book erhältlich
ISBN: 978-3-95910-175-2

Tollpatschig, verträumt, chaotisch – so wird Mina als Kind von ihrer Umwelt wahrgenommen. Doch je älter sie wird, desto mehr überfordert sie ihr Alltag durch die allgegenwärtige Reizüberflutung. Schließlich bekommt sie die Diagnose, die ihre Zukunft verändert: Mina hat ADS – und mit einem Mal kann ihr geholfen werden.

Feinfühlig, authentisch und mit bewundernswertem Witz berichtet Mina Teichert von kleinen Krisen, Missgeschicken und Einschränkungen, mit denen sie leben muss, aber auch von ihrer bunten, verrückten Sicht auf die Welt.

Mina Teichert gibt einen Einblick in die Krankheitsbilder ADS und ADHS, erklärt, warum eine solche Diagnose gerade bei Mädchen häufig sehr spät gestellt wird welche Therapieformen es gibt und wie man mit ADS im Erwachsenenalter umgehen kann. Ihr Buch beantwortet nicht nur viele Fragen rund um eine der häufigsten Volkskrankheiten unserer Zeit, sondern zeigt vor allem, dass auch mit ADS und ADHS ein erfülltes Leben möglich ist. Eine unverzichtbare Hilfestellung für Eltern, deren Kinder betroffen sind!

WEITERE TITEL VON EDEN BOOKS

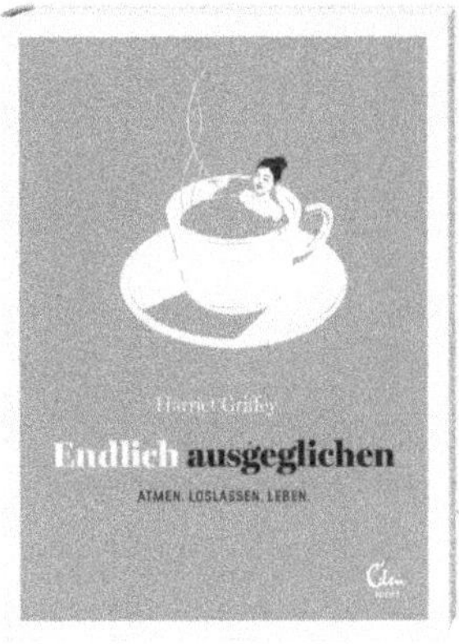

Harriet Griffey
ENDLICH AUSGEGLICHEN
Atmen. Loslassen. Leben

144 Seiten | Hardcover, zweifarbig, mit vielen Illustrationen | 12 × 16 cm
€ 12,95 (D) / € 13,40 (A)
ISBN: 978-3-95910-122-6

Unsere Welt wird immer hektischer: ob Multitasking im Job, Freizeitstress am Wochenende oder Chaos im Straßenverkehr – die Reizüberflutung lauert überall und unsere Verpflichtungen im Alltag wachsen uns über den Kopf. Kein Wunder, dass wir uns nach Ruhe und Ausgleich sehnen! Harriet Griffeys praktischer Anti-Stress-Helfer nimmt uns genau dabei an die Hand. In ihrem Buch erklärt sie, wie wir individuelle Risikofaktoren erkennen und mit welchen Techniken wir richtig entspannen können. Von Achtsamkeitsübungen über Meditation bis hin zu einem organisierten Zuhause stellt die Expertin unterschiedliche Methoden zur Stressbewältigung vor und gibt hilfreiche Tipps für unsere verschiedenen Lebensbereiche. Einfach mal ausgeglichen und ruhig sein? mit diesem aufschlussreichen und stimmungsvoll illustrierten Buch ab jetzt kein Problem mehr!

IMPRESSUM

Lena Kuhlmann
Psyche? Hat doch jeder!
Vom Hin und Her zwischen Herz und Hirn
ISBN: 978-3-95910-239-1

Eden Books
Ein Verlag der Edel Germany GmbH

www.edenbooks.de | www.edel.com
2. Auflage der ungekürzten Taschenbuchausgabe 2020

Der Einfachheit halber, und weil es besser lesbar ist, verwendet die Autorin in diesem Buch überwiegend die männliche Form. Sie möchte damit niemanden verärgern und weist ausdrücklich darauf hin, dass sich natürlich auch Frauen angesprochen fühlen sollen.

Die Autorin hat dieses Buch nach bestem Wissen und Gewissen verfasst. Dennoch können inhaltliche Fehler nicht komplett ausgeschlossen werden. Der Verlag und die Autorin übernehmen hierfür keine Haftung. Dieses Buch ist keine Handlungsempfehlung für den Umgang mit psychischen Erkrankungen und ersetzt niemals einen Arztbesuch.
Die im Buch geschilderten Beispiele sind frei erfunden. Parallelen zu realen Personen sind rein zufällig.
Einzelne, kleinere Passagen wurden bereits auf dem Blog der Autorin veröffentlicht.

Lektorat: Svenja Monert und Katrin Bojarzin
Textredaktion: Laura Krause
Projektkoordination: Kathrin Riechers
Umschlaggestaltung: Katja Vogt
Illustrationen: Created by Freepik, modifiziert von Katja Vogt
Coverfoto: © Moritz Thau
Layout und Satz: Datagrafix GSP GmbH, Berlin | www.datagrafix.com
Druck und Bindung: GGP Media GmbH, Pößneck

Printed in Germany.

Dieses Buch ist auch als E-Book erhältlich.

Um die kulturelle Vielfalt zu erhalten, gibt es in Deutschland und in Österreich die gesetzliche Buchpreisbindung. Für Sie, liebe Leserin und lieber Leser, bedeutet das, dass Ihr verlagsneues Buch jeweils überall dasselbe kostet, egal, ob Sie Ihre Bücher gern im Internet, in einer großen Buchhandlung oder beim kleinen Buchhändler um die Ecke kaufen.

EDEL
FAMILY MEMBER

FSC
www.fsc.org
MIX
Papier aus verantwortungsvollen Quellen
FSC® C014496